新コロナシリーズ ⑲

先端医療を支える工学

—生体医工学への誘い—

日本生体医工学会 編

コロナ社

編集委員会

委員長　三田村《みたむら》好矩《よしのり》（北海道大学名誉教授）

委　員　寺田《てらだ》信幸《のぶゆき》（東洋大学）

花房《はなふさ》昭彦《あきひこ》（芝浦工業大学）

林《はやし》紘三郎《こうざぶろう》（岡山理科大学、大阪大学名誉教授）

執筆者

小賀坂《こがさか》高宏《たかひろ》（オリンパスメディカルシステムズ株式会社）4章〔内視鏡〕

寺田《てらだ》信幸《のぶゆき》（東洋大学）4章〔医療用ロボット〕

花房《はなふさ》昭彦《あきひこ》（芝浦工業大学）5章

林《はやし》紘三郎《こうざぶろう》（岡山理科大学、大阪大学名誉教授）2章

古川《ふるかわ》克子《かつこ》（東京大学）3章〔再生医療〕

三田村《みたむら》好矩《よしのり》（北海道大学名誉教授）1章・3章〔人工心臓〕

望月《もちづき》明《あきら》（東海大学）3章〔バイオマテリアル〕

森《もり》晃《あきら》・山崎《やまざき》慶子《けいこ》（東京都市大学）4章〔医療機器〕

山形《やまがた》仁《ひとし》（東芝メディカルシステムズ株式会社）4章〔X線CTとMRI〕

山本《やまもと》衛《えい》（近畿大学）2章

（五十音順・二〇一四年三月現在）

まえがき

皆さんは「生体医工学」という言葉を聞いたことがありますか？

これは、「生体（生物学）」、「医（学）」、「工学」の三つの分野を表す言葉を連ねた用語です。日本語では比較的新しい言葉ですから、国語辞典にもまだ出ていないようです。その意味は、文字通り医学・生物学と工学の分野に関わる学問を表します。以前は、これらの分野の間を埋める「境界領域」とされていましたが、いまでは、これらの分野が相互に乗り入れ、重なり合った「融合《ゆうごう》領域」と理解されています。

じつは医学・生物学と工学は、かつてはまったく別の学問として捉えられていました。どちらも古くから人類にとって必要不可欠で、非常に重要な分野であるにもかかわらず、両者のつながりはほとんどありませんでした。しかしながら、医学・生物学と工学のそれぞれが大きく進歩するにつれて、それらの間の境界領域、さらにはそれらを融合した領域が大きく発展してきたのです。

例えば、病院ではいろいろな機器・装置（医療機器）が使われており、それらがないと医師は正確で有効な診療ができません。また、病気の診断や治療を行うためには、生命現象や病気のメカニズムを知る必要があります。これらを実現するためには、工学の知識と方法が大きな力を発揮します。また、遺伝子操作やｉＰＳ細胞などを使った再生医療の分野の発展にも、工学の技術がおおいに役立っています。このように、医学・生物学に工学的な手法と技術を取り入れ、生命現象や病気のメカニズムを明らかにするとともに、医学診断や治療に有効な手段を提供する分野が「生体医工学」なのです。

わが国でこの分野の研究が行われるようになったのは、五〇年以上も前のことです。当初は心電図などからだの電気現象やその計測と利用が研究のおもな対象であったこともあって、この分野は「医用電子」と呼ばれていました。そして、その英訳（Medical Electronics）の頭文字を取りＭＥ（エム・イー）が使われていました。しかしその後は、電気・電子工学のほかの、例えば機械工学や材料・化学工学など、いろいろな工学分野の専門家が医学・生物学と関わるようになり、この分野は大きく発展し、領域も拡大するようになってきました。そこで約一〇年前から、諸外国で使われている Bio-Medical Engineering（ＢＭＥ）の和訳、すなわち「生体医工学」の名前が使われるようになり、なおいっそうの発展を遂げ続けています。

実際に昨今では、飛躍的に進歩した先進・先端的な医療技術によって多くの生命が救われています。また、かなり簡単に遺伝子や細胞の操作や計測を行うことができるようになり、その結果分子生物学や再生医療の分野が飛躍的に発展しています。これらを可能にしてきたのが「生体医工学」なのです。

この分野について学ぶことができるのは、工学系学部や保健系学部の「生体医工学科」、「医用生体工学科」、「医用工学科」などで、これらの学科では生体医工学全般について体系的、系統的な勉強ができます。じつは、かなり前から二、三の大学にはこのような学科がありましたが、増え始めたのは一〇年近く前になってからで、いまでは一〇以上の大学にできています。しかし、高校生や一般の方はもとより、進学指導の先生も「生体医工学」や「生体医工学科」のことをあまり知りません。しかし、本書に書かれているようなことを説明すると、大変興味があり、非常に大切な分野だと言われます。

このような状況から、これらの学科の教員が集まって、高校生などに「生体医工学」のことを知ってもらい、「生体医工学科」に入ってこの分野のことを学んでもらうにはどのようにすれば良いのかについての検討を始めました。そして、平成二十二年に、この分野の研究者や技術者の学会である「日本生体医工学会」に、「生体医工学科連絡委員会」が設置されました。この委員会では、進学相談会やサイエンスキャンプへの参加、作文コンテストの企画などの活動を行うとともに、高校生や一般の方にこの分野を紹介する出版物を刊行する計画を進めてきました。そして幸いにも、この分野の書籍を多く刊行しているコロナ社から、「新コロナシリーズ」の一冊として本書を刊行していただけることになりました。

本書によって、「医療機器をつくりたい」、「福祉に役立つ技術を勉強したい」、「からだのしくみを知りたい、病気の原因を調べたい」、「からだの中をみる技術や医療情報の勉強をしたい」、「医療の現場で活躍したい」などいろいろな希望に沿って、バイオメカニクス、再生医療、医用材料や人工臓器、いろいろな医療機器や医用画像、医用ロボット、福祉機器、などといった領域について学ぶことができます。若い読者にはこれらは胸おどる領域であり、この分野におおいに関心を持っていただけることと思います。

二〇一四年三月

著者代表　林　紘三郎

もくじ

3　からだの再生・再建

4　医療に使われている機器・技術

5　福祉に利用されている機器 ―― 車いす

1　生体医工学とは

生体医工学って何ですか?

多くの人は「生体医工学」という言葉を初めて見ると思います。しかし、普段受けている医療や使用している福祉機器に生体医工学の多くの成果が生かされています。医学や生命科学の分野では、工学的な方法と技術を取り入れて、生命現象のしくみを明らかにするとともに、診断や治療面に役に立つ手段を開発する努力が古くから行われています。また、障害者や高齢者の生活の質（QOL）をより良くすることを目的に、福祉の分野にも工学技術が利用されています。このように医学に工学的方法と技術を取り入れ、生命現象のしくみを明らかにすると同時に、診断や治療、福祉に有効な手段を提供するのが生体医工学です（図1）。生体医工学は今日の医学・医療の発展に大きく貢献しています。

また生体医工学は将来の成長が期待される分野です。科学技術イノベーション総合戦略（二〇一三年六月）では、二〇三〇年に実現すべき社会の姿として、国民が豊かさと安全・安心を実感できる社会を挙げ、それを実現するため取り組むべき課題として、健康長寿社会の実現を挙げています。このための具体的な取組みの例として、再生医療により、これまで有効な治療法のなかった疾患が治療可能になること、ロボット介護機器の活用による、高齢者や障害者の生活の質の向上を挙げています。

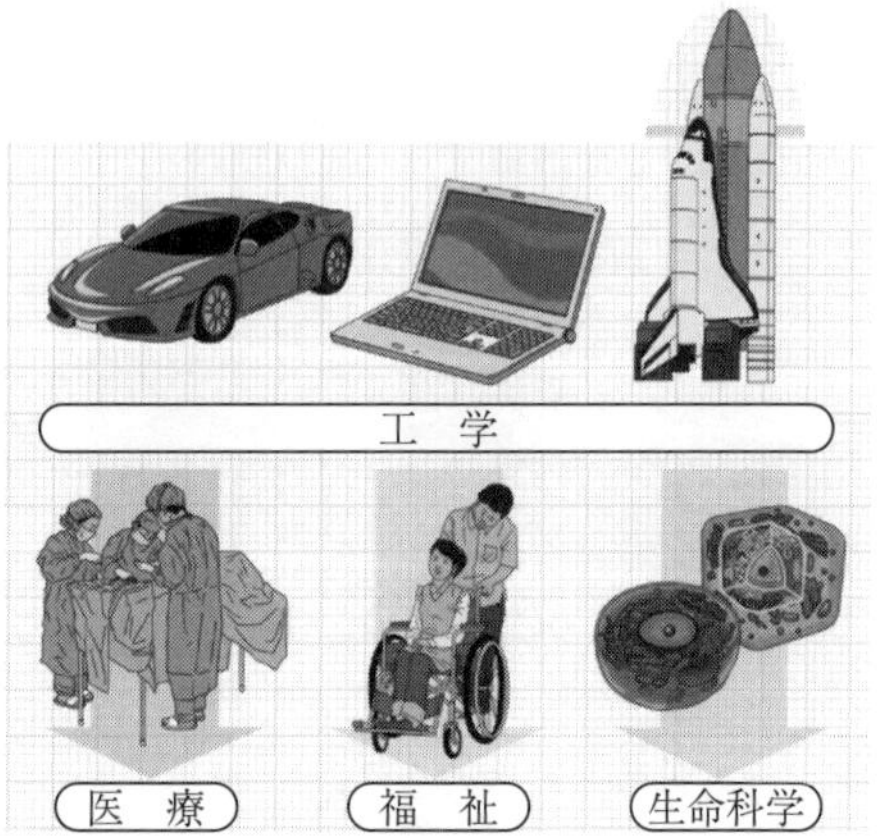

図1　生体医工学とは

生体医工学の世界

「生体医工学」の具体的応用例を紹介します。

からだの中の状態をからだに傷をつけることなくみることができれば、病気の診断にきわめて有効です。「からだの中をみる」ことを目的に、X線CT（断層像）やMRI（磁気共鳴画像）が診断機器として多くの病院で使用されています（図2）。X線CTでは、からだの一方よりX線を照射し、からだの反対側で、からだを通過してきたX線の強度をセンサで測定します。X線の強度には、通過してきた臓器や組織の性質や状態の情報が含まれています。このようなからだを通過してきたX線の強度の測定をからだの全周囲（三六〇度）にわたって行います。しかし、測定された信号から直接からだの中の様子をみることはできません。そこで、測定されたX線強度信号をもとに、コンピュータで信号処理を行い、からだの中の臓器の任意の位置における断面形状の画像をつくり出します。すなわち、X線CT装置は巨大な信号処理装置とも言えます。

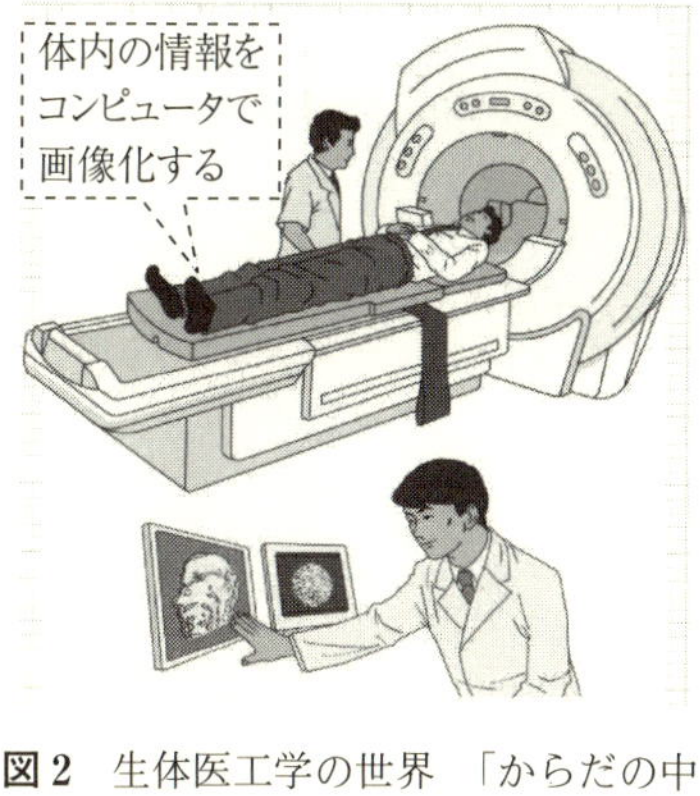

図2　生体医工学の世界「からだの中をみる」

MRI画像は、磁場の中にからだやその一部を置いて、核磁気共鳴現象を利用して生体内部の情報を画像にする方法です。臓器の断面の形を表す断層画像という点ではX線CTと一見良く似た画像が得られますが、X線CTとはまったく異なる物質の物理的性質に着目した撮像法で、機能を含む多様な情報が得られる特徴があります。

以上のような工学技術の応用により、からだを傷つけることなくからだの中をみることが可能になっています。さらに現在、臓器の形を示す解剖的画像のみならず、組織や臓器の機能を示す画像の研究・開発も行われています。

「病気の原因を調べる」ことを目的に、心電図や脳波などの電気生理的検査が古くから行われています（図３）。生きている細胞には微弱な電圧が発生しています。細胞が興奮すると、その電圧が変化します。心電図や脳波は、心筋や脳細胞が興奮したときに発生する微弱な電圧変化を、からだの表面に電極を装着して測定するものです。電気信号が微弱で、測定をしている環境における雑音の影響を強く受けますが、高性能電子素子の開発で、ほとんどの場所で特別な準備をすることなく脳波や心電図の測定が可能になっています。

さらに、「病気の原因を調べる」ことを目的に、遺伝子診断が行われています。遺伝情報すなわち、DNAの塩基配列を読み取るDNAチップ電子デバイスが開発され、容易に塩基配列を解読できるようになりました。特定の疾患に対応する塩基配列を見つけ、病気の発症をあらかじめ診断する試みも行わ

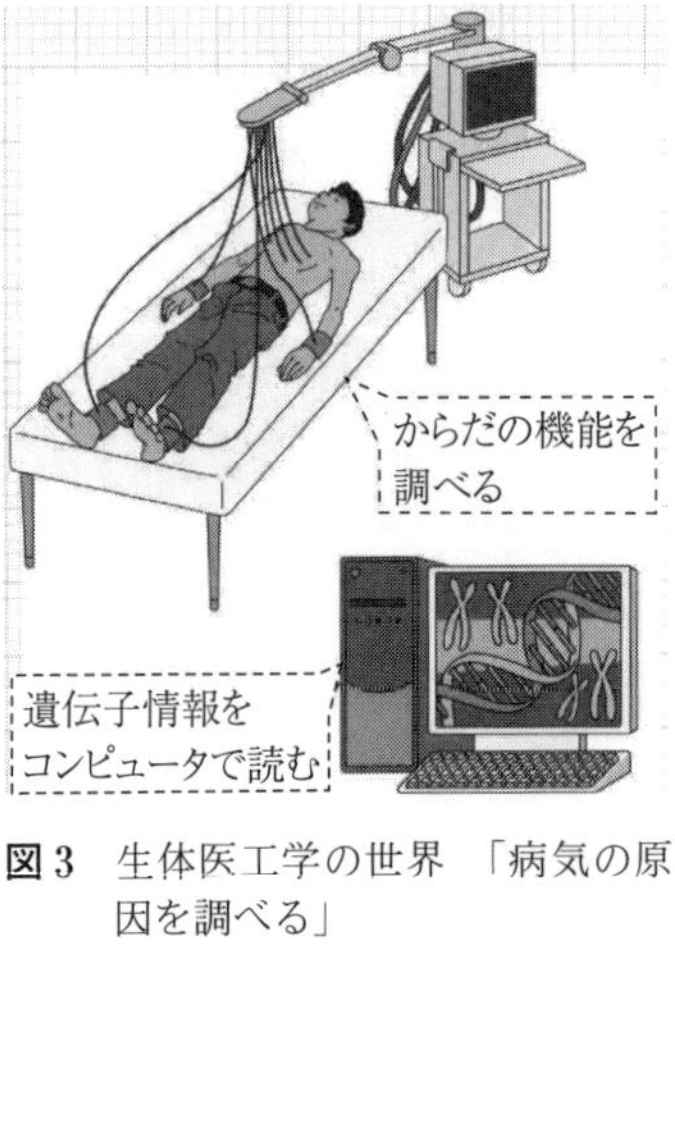

図３　生体医工学の世界　「病気の原因を調べる」

れています。

以上のように、「病気の原因を調べる」方法にも、多くの工学技術が使用されています。

「からだを修理する」ことを目的に、人工心臓や人工腎臓（血液透析器）をはじめとする人工臓器が開発され、すでにわれわれの身近なものになっています（図4）。心臓を補助するための人工心臓（補助人工心臓）は国産二機種が開発され、健康保険が適用されています。人工心臓を装着して、社会復帰し就労している人もおります。また、人工腎臓（前述）は国内で約三〇万人の慢性腎不全患者の生命・生活を長期（数十年）にわたって支えています（二〇一二年現在）。

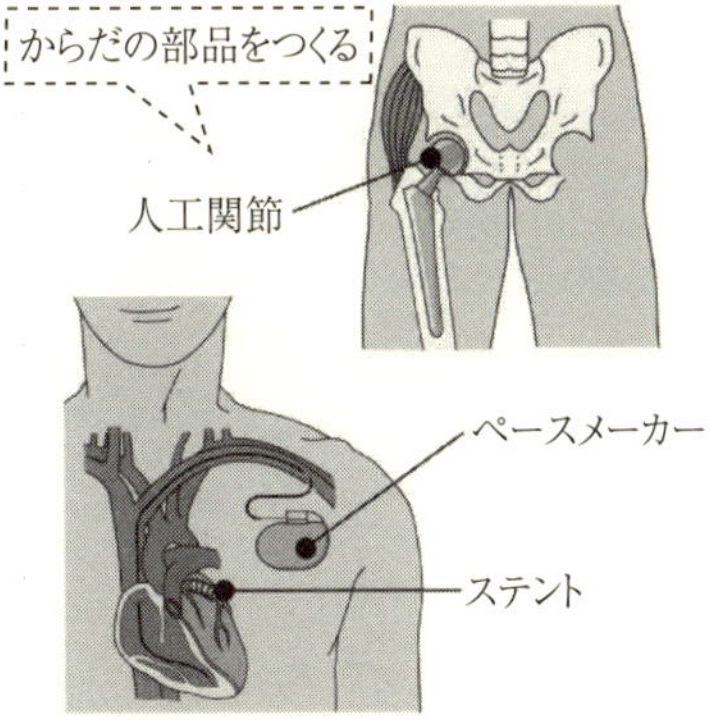

図4　生体医工学の世界「からだを修理する」

さらに心臓の拍動リズムが異常な人には心臓を電気刺激してリズムを正常にする心臓ペースメーカーが植え込まれています。日本における心臓ペースメーカーの年間植込み数は五万件を超えており、ペースメーカーの累計患者数（生存者）は約二五万人と推定されています（二〇一〇年現在）。さらに、心臓の筋肉に酸素と栄養を供給している冠動脈が狭くなったり、詰まった人にはステントと呼ばれる細い金属ワイヤでつくった円筒を冠動脈に挿入し、冠動脈を広げる治療が行われています。この治療は開胸手術を必要とせず、大腿部や手の甲にある動脈を切開するだけでステントの挿入ができるため、からだにとって負担の少ない治療ができる特徴があります。

また、変形性股関節症で歩行が困難な人を対象に、股関節を人工股関節で置換する手術が行われています。この治療により、痛みのない歩行が可能となっています。

以上のような人工臓器は、金属、セラミックス、プラスチックなどの人工材料と電気部品を組み合わせて、臓器の代わりをするもので、まさに工学技術の応用の成果の代表例です。また最先端の研究では、培養した細胞を使って人工的に臓器をつくろうとする試みがなされており、この分野はティッシュエンジニアリング（生体組織工学）、再生医療と呼ばれています。そのもとになる細胞として注目を集めているのが、iPS細胞（人工多能性幹細胞）です。

「からだのしくみを調べる」ことを目的とした領域にバイオメカニクスがあります（図

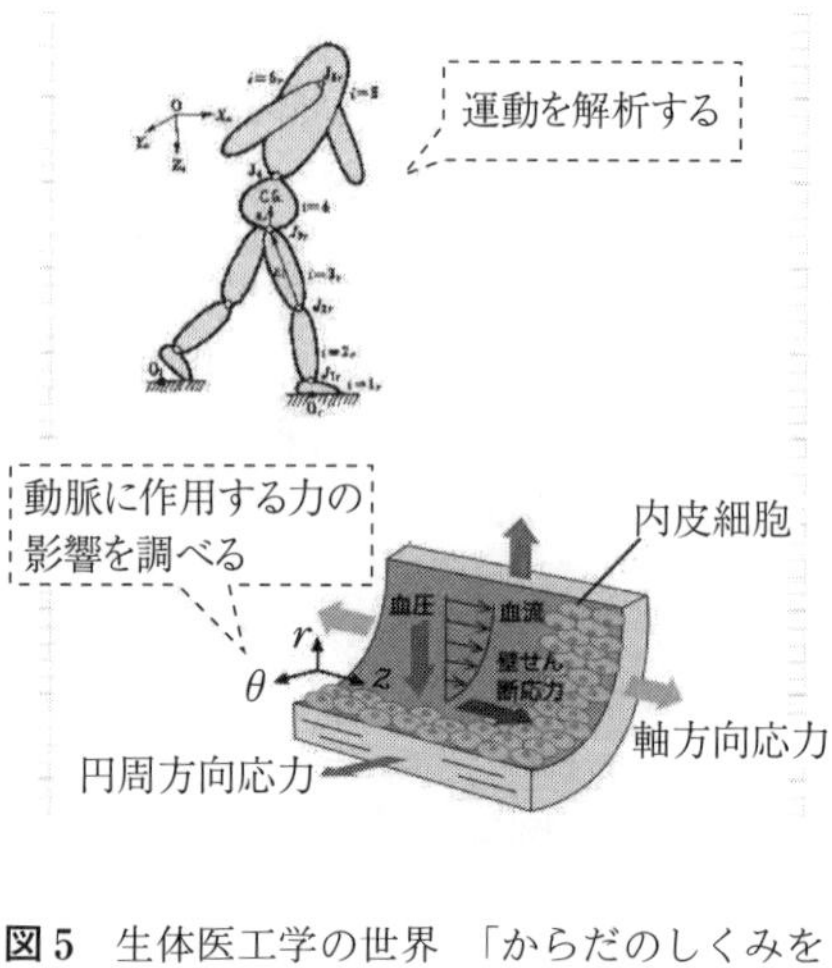

図5　生体医工学の世界「からだのしくみを調べる」〔田川・山下：計測自動制御学会論文集，20（2），p.167（1984）／大橋・佐藤：生物物理，43（3），p.136（2003）〕

5)。バイオメカニクスとは、細胞や組織に加わる力と細胞や組織の働きや構造との関係を明らかにする研究領域です。例えば、運動時の骨格の動きを複数台のビデオカメラで観察し、筋電図（筋肉が収縮するときに発生する電圧変化を記録したもの）をもとに筋肉のつくり出す力を測定して運動のしくみを明らかにしようとしています。これには画像処理技術や筋電図の信号処理技術が使用されています。

血管の内側にある内皮細胞は、そこを流れる血流や、細胞に加わる力の状態に対応して、細胞の働きを変化させています。そこで、細胞に加わる力学的環境と細胞機能との関係を明らかにする研究が行われています。

このように「生体医工学」は現在の医療の発展に重要な役割を果たしてきたと同時に、未来の医療を拓くための可能性を秘めています。本書では「生体医工学」の具体的成果や未来の医療を拓く可能性を「バイオメカニクス」、「からだの再生・再建」、「医療に使われている機器・技術」、「福祉に利用されている機器」に分けて紹介します。

第二章の「バイオメカニクス」では、力が細胞・組織の機能と構造を変えるしくみについて紹介します。第三章の「からだの再生・再建」では、失われた機能を細胞で再生する再生医療、先端医療を支える材料であるバイオマテリアル、さらに心不全患者の社会復帰を可能にした人工心臓について紹介します。第四章の「医療に使われている機器・技術」では、診断に使用されている医療機器、体内を可視化するX線CTとMRI、医療現場を変える医療用ロボット、病気の早期発見・低侵襲治療を支える内視鏡について紹介します。第五章の「福祉に利用されている機器」では、車いすを例として、使用状況に合わせて利用することを目指したさまざまな工夫について紹介します。

生体医工学で何を学ぶか

生体医工学に興味を持つ動機には、「医療機器をつくりたい」、「福祉に役立つ技術を勉強したい」、「からだのしくみと健康について学びたい」、「医療の現場で活躍したい」などいろいろあると思います。これらの希望を実現するため生体医工学では具体的にどのようなことを学ぶのでしょうか。生体医工学は工学と医学の境界領域の学問のため、大きく医学の基礎、理工学の基礎および生体医工学の科目を学びます。医学・生物学系の科目としては生理学、生化学、生物学などが、理工学系の科目としては機械工学、電気・電子工学、情報工学、化学などが、生体医工学系の科目としては医療機器、医用画像、人工臓器、福祉機器、医用ロボット、再生医療、遺伝子工学などがあります（図6）。このように広い範囲の科目を学ぶことになります。ただし、これだけ多くの科目すべてについて勉強するのは大変ですから、多くの大学のこの分野の学科では、自分の興味に合う科目を中心に選択的に履修して、卒業できるような方法を採用しているようです。

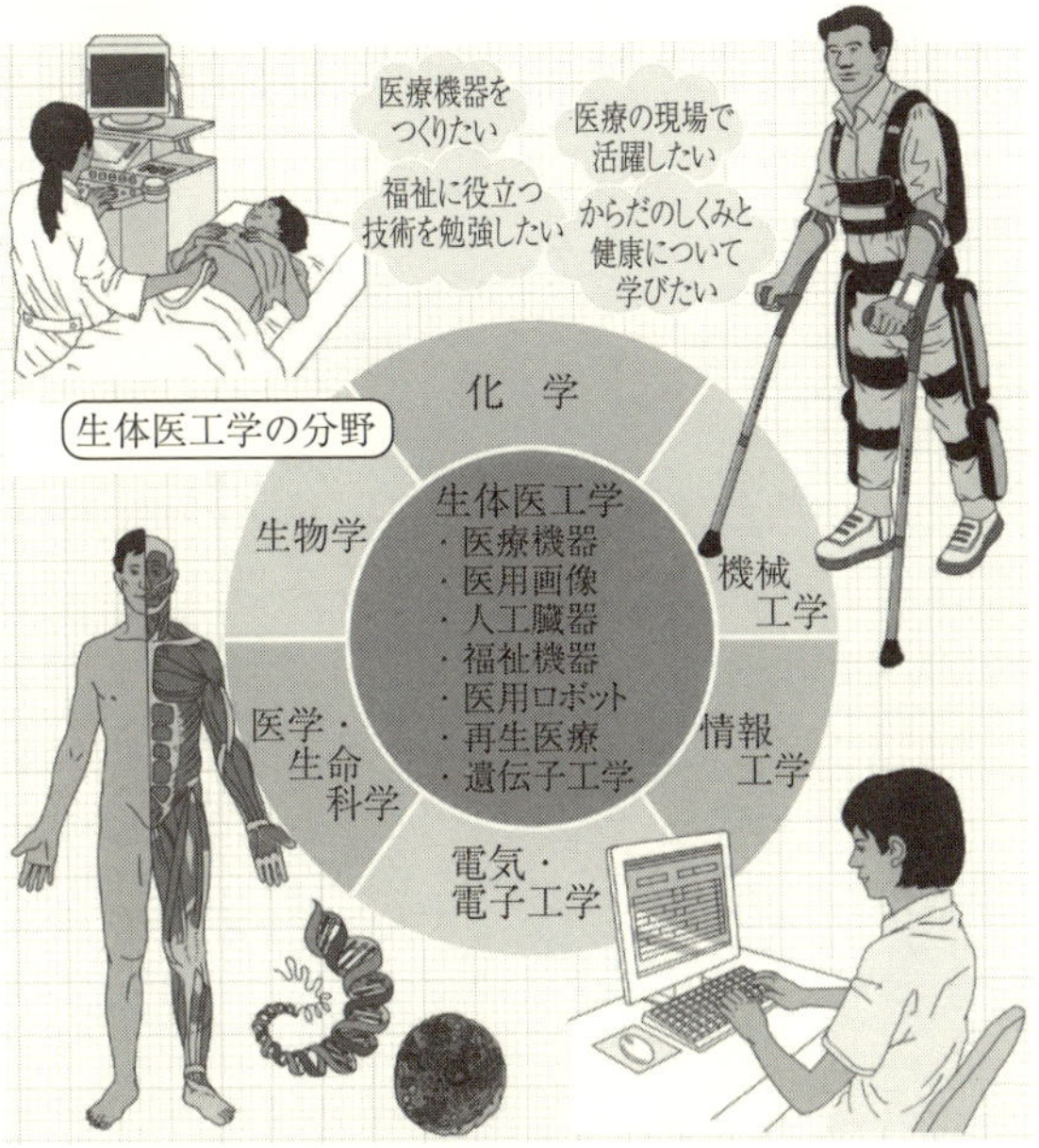

図 6　生体医工学の学習内容

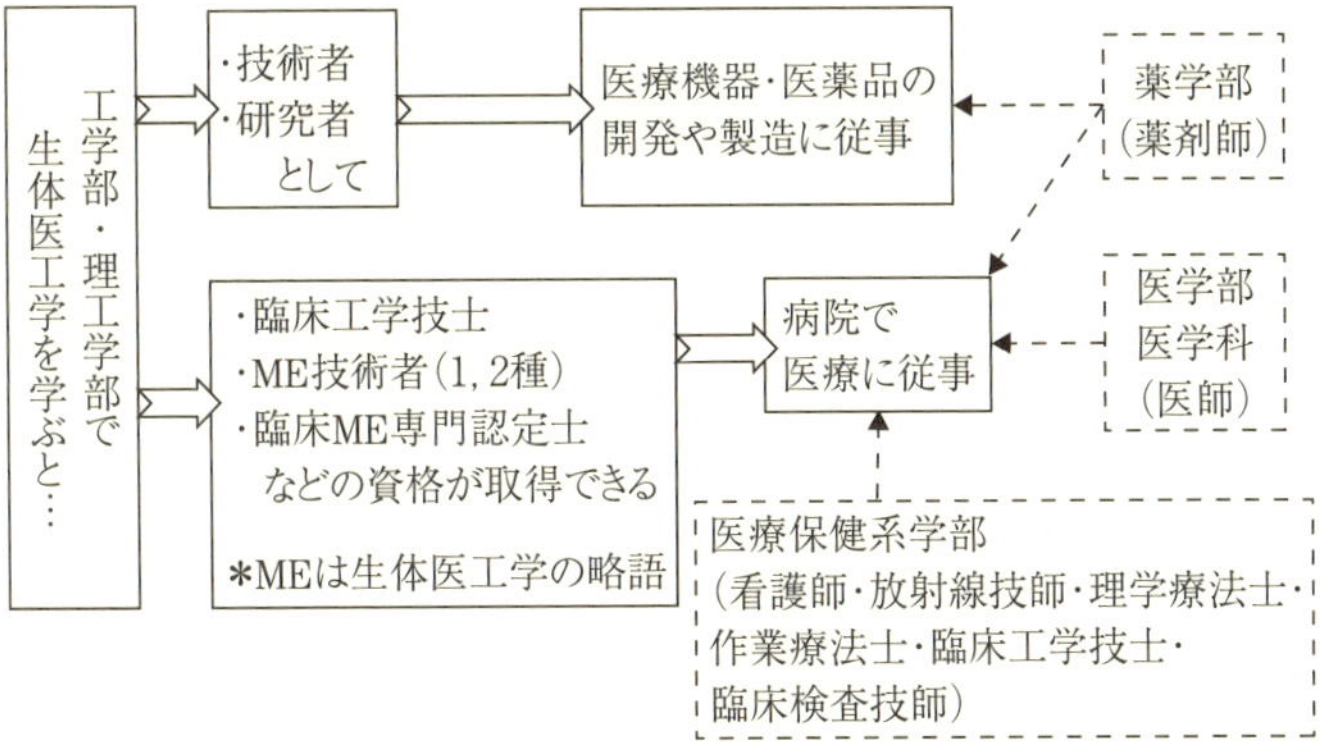

図 7　生体医工学の知識，資格を生かす仕事

生体医工学の知識、取得した資格を生かす仕事とは

生体医工学の知識を生かして、技術者や研究者として医療機器の開発や製造に従事することができます（図7）。医療機器は、これまでもさまざまな技術革新を基盤とした製品開発により、医療の求めに応え、従来困難であった医療を可能にする一翼を担ってきました。今後も最先端の医療が受けられる社会を実現していくために、医療の質の向上に役立つ医療機器の実用化を推進することが望まれています。

また臨床工学技士[注1]やME技術者（1、2種）[注2]、臨床ME専門認定士[注3]の資格を取得し、病院で医療に従事することができます。

〔三田村好矩〕

（注1）　臨床工学技士は、厚生労働大臣の免許を受けて、臨床工学技士の名称を用いて医師の指示の下に、血液浄化装置、人工心肺装置、人工呼吸器等の生命維持管理装置の操作（生命維持管理装置の先端部の身体への接続又は身体からの除去であって政令で定めるものを含む。）及び保守点検を行うことを業とする者で、近年の医療機器の目覚ましい進歩に伴い、医学的、工学的な知識を必要とする専門技術者として医療の重要な一翼を担うものである（医療機器センターのホームページ〔二〇一四年二月現在〕より）。

（注2）　ME技術者（2種）は日本生体医工学会が認定する資格で、「ME機器・システムの安全管理を中心とした医用生体工学に関する知識をもち、適切な指導のもとで、それを実際に医療に応用しうる資質」をもつものである。ME技術者（1種）は「ME機器・システムおよび関連機器の保守・安全管理を中心に総合的に管理する専門知識・技術を有し、かつ他の医療従事者に対し、機器・システムおよび関連機器に関する教育・指導ができる資質」をもつものである（日本生体医工学会のホームページ〔二〇一四年二月現在〕より）。

（注3）　臨床ME専門認定士は、日本生体医工学会、日本医療機器学会の臨床ME専門認定士合同認定委員会が認定する資格で、（1）ME機器・システムおよび関連設備の評価、選択、購入、廃棄の助言、（2）ME機器・システムの点検、（3）関連設備（電気設備、医用ガス設備等）の点検、（4）ME機器・システムおよび関連設備のトラブル処理、（5）ME機器・システムおよび関連設備の最新の基準・規格の把握、（6）ME機器・システムおよび関連設備に関するME教育・指導、（7）ME研究の業務を行う（日本生体医工学会のホームページ〔二〇一四年二月現在〕より）。

2　バイオメカニクス——力が生体組織の機能と構造を変える

バイオメカニクスとは

意義と目的——生物は力と密接に関係する

ヒトだけでなくイヌやネコ、水槽内の熱帯魚、花壇の草花でさえ、それらのからだの全体あるいは一部には、いつも何らかの力が作用しています（図8）。まず、地球上の生物は、重力が作用する環境の中で生きています。重力以外にも、生物や生体には外部または内部から、いろいろな力が作用しています。例えば、血管は、内側から血圧による力が加わって、血管が膨らんでいる状態にあります。また、植物も風などによる力を受けて、変形が生じるような条件で生育しています。

高校で学ぶ理科の科目には、「物理」、「化学」、「生物」、「地学」などがあります。ヒトをはじめとする生物について、生命の現象や働きなどに関する知識を身につけるために、「生物」を学習します。ところが「生物」だけでなく、「物理」、その中でも特に力について学習する「力学」も、生命の原理やしくみと密接に関連しており、生物を科学的に理解するために不可欠です。生物・生体（バイオ）の構造や機能を、力学（メカニクス）の知識に基づいて探求していく分野は、バイオメカニクスと呼ばれています。この分野から得られる成果は、生命の謎を解き明かすという基礎的な価値を持つだけでなく、病気の原因を解明する

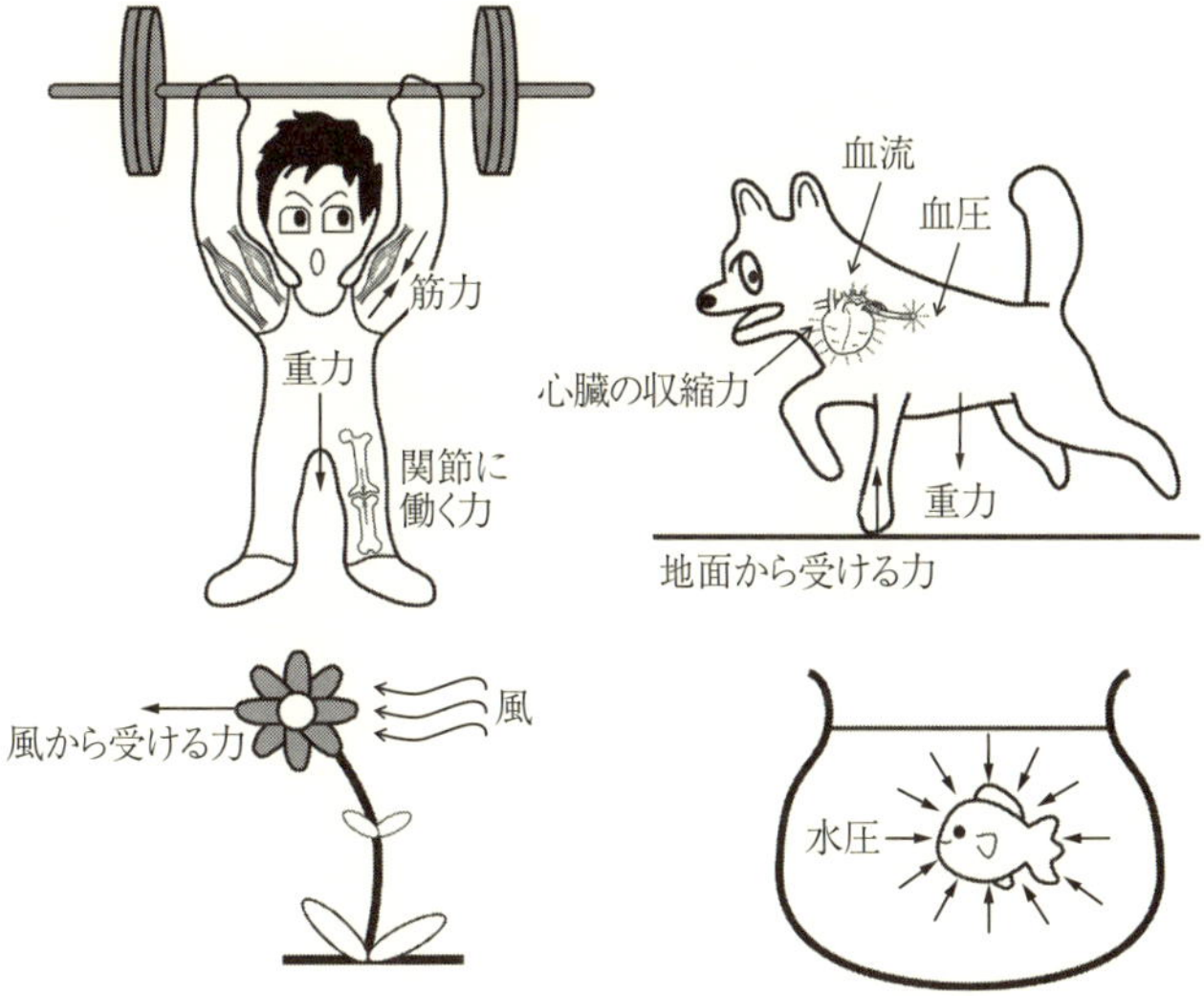

図8　生物や生体に加わるいろいろな力

ためのヒントを提供します。さらに、病気の診断法や予防法の開発、人工臓器や医療機器の設計など、医療技術の進歩にもバイオメカニクスは大きく貢献しています。したがって、最近では工学者、技術者だけでなく、多くの医師や生物学者も、バイオメカニクスの重要性を強く認識しています。バイオメカニクスの分野は非常に広い（林紘三郎「バイオメカニクス入門」コロナ社、二〇一三年）のですが、ここでは生体の機能的適応と再構築（リモデリング）、動脈硬化発生と力の関係、およびバイオメカニクスの応用例に的を絞って紹介します。

発展の歴史 ――歴史上の偉人達の生物への関心

科学者たちは古くから、最も身近なヒト、あるいはこれを含む生物に強い関心を抱いていました。特に、ルネサンス時代以降に登場する歴史上の偉大な科学者の多くは、生物や生体を観察しながら、物理学や工学の分野で大きな業績を残しています。例えば、画家であるレオナルド・ダ・ビンチは、心臓や骨などを詳しく観察して、それらの解剖図や働きに関係する図を描いており、生理解剖学の創始者と言われています。また同時に、飛行機やヘリコプターの設計図を描くなど、のちの工学分野に重要なヒントを与えています。さらに、高い所から重さの違う二つのボールを落としたとき、地上には同時に到着するという落体の法則を発見したガリレオ・ガリレイは、運動や力を説明するのに骨などの生体組織を例に取り上げています。一方、ばねに加えた力と伸びの間には比例関係が成り立つとするフックの法則を発見したロバート・フックは、自ら改良した顕微鏡を用いて、コルクを観察し、細胞の英語であるセルという言葉とその概念を提案しています。

このように、物理学や力学の法則を発見した科学者達の多くは、医学や生物学の分野にも強い関心を寄せており、生物学や医学が物理学と密接に関係することが理解できます。さらに、近年では、工学の発展に貢献してきた種々の法則や原理、技術を、生命現象の解明や医療技術の開発に応用することが盛んに行われるようになり、生体医工学や生物工学と呼ばれる分野が飛躍的に発展しています。生物学と力学が融合するバイオメカニクスは、その学問の体系化が一九七〇年代から始まった比較的新しい分野ですが、その後の発展には目覚ましいものがあります。

力に対する生物の反応　——細胞や組織に加わる力の影響を調べる

生物や生体は、ある程度の範囲内の環境変化に対して、内部の状態や性質を一定に保って、健全な状態を維持しようとします。例えば、周囲の温度が変化しても、ヒトの体温は大きく変化することはありません。このような生体のしくみは、ホメオスタシス（恒常性維持機能）と呼ばれており、生命活動を維持していくために不可欠です。したがって、生体組織の一部が吸収され、その後に新しい組織が形成される新陳代謝の過程においても、ホメオスタシスが保たれます。しかし、周囲の環境が大きく変化したときには、生体組織の吸収と形成の平衡が崩れて、新しい環境に適応（機能的適応）するように、組織の構造や性質がつくり直されます。このような現象は、リモデリング（再構築）と呼ばれています。生命体と非生命体の最も異なる点は、リモデリングの能力を有しているかどうかにあると考えることもできます。すべての生体組織は、力を受けている環境でそれらの機能を発揮しており、もし作用する力が変化すると、リモデリングによって新しい環境に適応します。運動トレーニングを行えば、筋組織が増えて筋肉は厚くなります。逆に、寝たきりの生活によって、負荷が長期間にわたって減少すれば、筋の機能は低下し、退化していきます。したがって、生命現象の本質であるホメオスタシスやリモデリングには、力が大きく関わってきます。

骨のリモデリング ―― 宇宙飛行士は骨がスカスカになる

長期間の有人宇宙飛行が行われるようになった初期の頃（一九七〇年代）、宇宙滞在から地球上に戻ってきた直後の宇宙飛行士は、足腰が非常に弱くなり、支えてもらわなければ歩行できないほど深刻な状態になっていました。宇宙環境のような微小重力状態では、筋に作用する負荷が小さくなって、組織の萎縮《いしゅく》が進行し、さらには骨にもその影響が現れます。骨は、通常の地球上でも、つねに古い組織を壊しながら新しい組織をつくり出しており、破骨細胞による骨吸収と骨芽細胞による骨形成が繰り返されることによって、骨の構造や強度が維持されています（図9）。この形成と吸収のサイクルには、力学的な刺激が深く関係していま す。宇宙空間の生活では、骨に作用する力が減少するため に、骨吸収と骨形成のバランスが崩れ、骨の密度と強度が 低下して、もろく壊れやすい骨に変化します。

このように、重力がわずかである宇宙空間では、からだを支える必要がないので、微小重力の環境に適応するように、骨の量が減少します。数十年前にわれわれが想像した宇宙人は、タコのように骨のない形であったことは、これからもうなずけます。また、最新の国際宇宙ステーションでは、骨の退化を防止するために、宇宙飛行士は毎日数時間の運動を行っています。

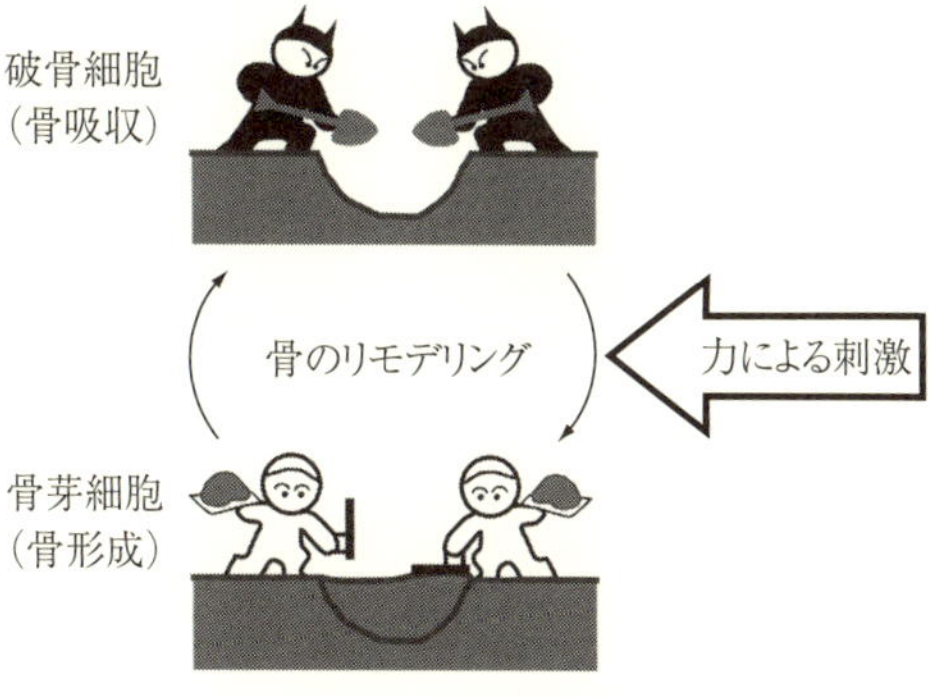

図 9　力の刺激を受けて再構築される骨

血圧や血流の変化に対する血管の反応　――血管は単なるパイプではない

血管には、血圧や血流による力がたえず作用しています。したがって、高血圧症や動脈硬化症などの血管の病気も、力に関連する現象として捉えることによって、病気の原因を解明したり、治療法を開発したりすることができます。骨などの硬い組織と比較して、軟らかい組織である血管のリモデリングに関する科学的な検討は非常に遅れていました。しかし、最近の研究によって、血管が単に血液を輸送するパイプではなく、作用する力に応じて、構造や特性を積極的に変化させる組織であることが明らかになってきています。

生体内の血管に働く力には、大きく分けて三つの種類があります。これらは

①血管を膨らます力（血圧）

②血流が血管内表面をこする力（せん断力）

③血管を長さ方向に引き伸ばす力（軸力）

です（図10）。高血圧症が動脈硬化を発生、進展させる原因の一つであることから、血圧の変化が動脈の構造や性質に及ぼす影響について、バイオメカニクスの観点から数多くの研究が行われています。例えば、高血圧症を実験的につくったラットの大動脈では、血管壁が非常に厚くなると報告されています（写真1）。血圧が高くなると血管壁にかかる力が増えて、破損の可能性が高くなりますが、壁を厚くすることでこれを防ぐのです。

一方、動脈と静脈をつなぎ合わせる手術を施して、イヌの総頸動脈の血流量を増大させると、血管壁の厚さはほぼ一定のままで、血

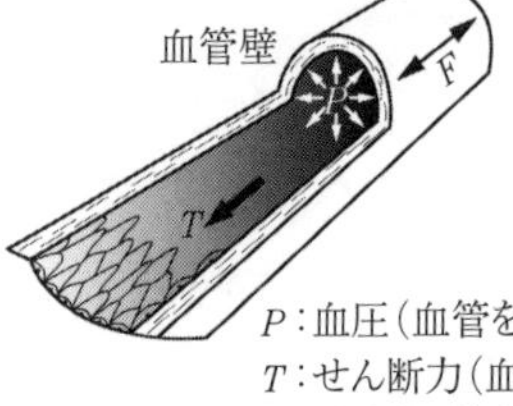

図10　血管に作用する力

管内径が大きくなることが報告されています。血管径を大きくして、その内表面をこする力を減少させ、安全性を維持するのです。

このように、血圧と血流では、それらの増加に対する血管の構造変化に違いが見られ、血管のリモデリングは、変化する力の種類にも依存する現象であることが示唆されています。

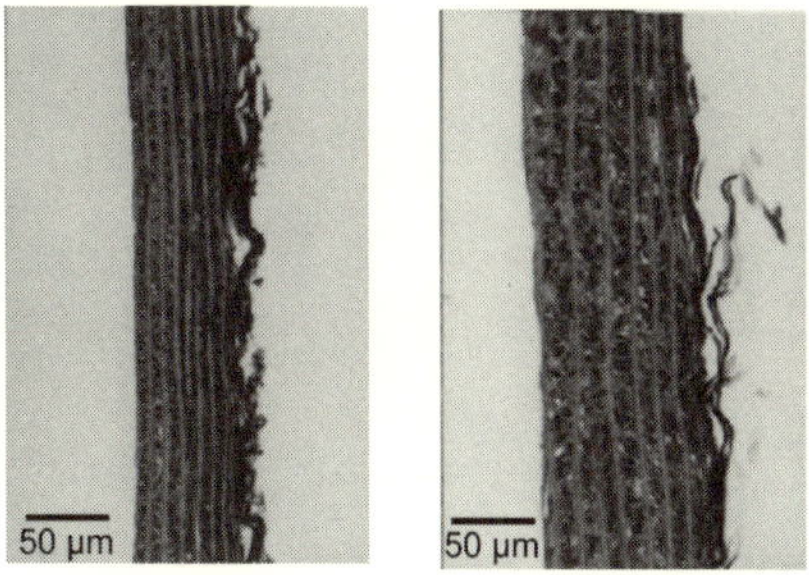

（a）正　常（収縮時血圧＝140 mmHg）　（b）高血圧（収縮時血圧＝225 mmHg）

写真 1　高血圧による血管壁厚さの変化〔Matsumoto, T., and Hayashi, K., Stress and Strain Distribution in Hypertension and Normotensive Rat Aorta Considering Residual Strain, Journal of Biomechanical Engineering, 118, pp. 62-73（1996）の図を改変して使用〕

負荷軽減に対する腱の適応――長期間のギプス固定で腱は弱くなる

腱は骨と骨格筋とを連結して、筋で発生した力を骨に伝えており、関節を動かすために不可欠な組織です。骨と骨とを連結するのは靭帯《じんたい》であり、腱と靭帯は、ほぼ同じ成分と性質を持っています。腱や靭帯には、力がたえず作用しており、生体の力学的機能を発揮するのに不可欠な組織です。近年、腱や靭帯でも、力学的環境の変化に適応するリモデリングの能力を有していることがわかってきており、効率的なスポーツトレーニング法や、損傷した組織の術後リハビリテーション法の開発にとって、非常に重要な現象であることが認識されています。

腱に作用する力を完全に取り除いたり、所定の大きさまで定量的に力を減少させる手技（ストレスシールド法）が開発され、腱の構造や特性に及ぼす負荷減少の影響に関する研究が行われています。この方法では、例えば図11に示すように、ウサギの膝関節にある膝蓋腱《しつがいけん》の両端の膝蓋骨《しつがいこつ》と脛骨《けいこつ》に挿入したピンとねじの間に、ワイヤなどを引っかけて腱をたるませます。この方法によって、膝蓋腱に力がまったく加わらない状態（完全除荷）、もしくは通常作用する負荷の三〇パーセントまで減少させた状態（負荷軽減）にします。この手術操作によって、腱に作用する力を完全に取り除くと、腱の強度は一週間で正常腱の強度の約五〇パーセント、三週間では約一〇パーセントにまで低下します（図12）。負荷軽減の場合では、完全除荷の場合に比べて、強度低下の程度ははるかに小さくなります。このように，腱に作用する力が減ると強度を維持する必要がなくなるので，作用する力の大きさに適応して，腱の性質は驚くほど大きく変化していくのです。

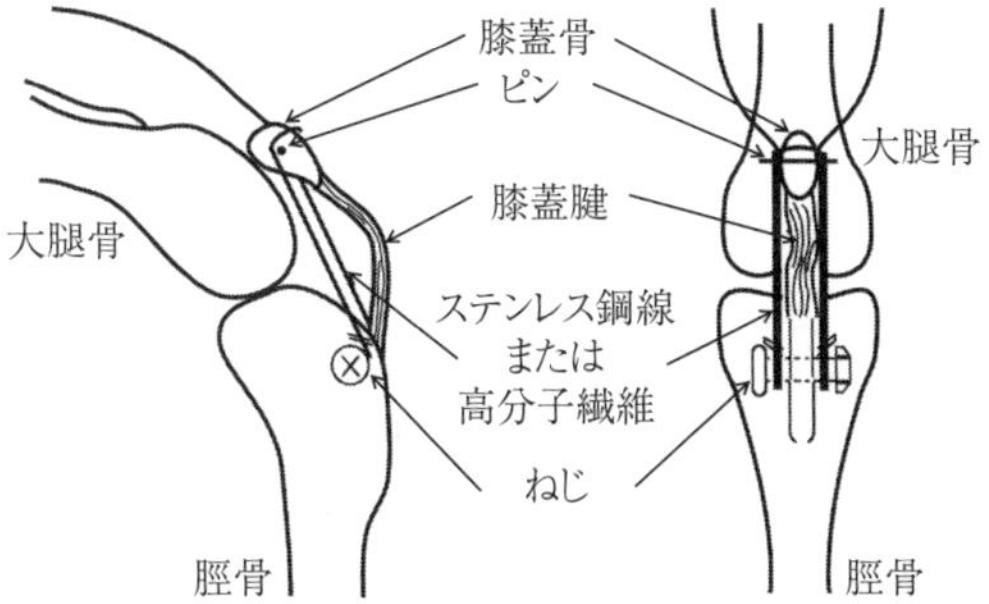

図 11　腱に作用する力を除いたり減少させる手法（ストレスシールド法）〔Yamamoto, N., Ohno, K., Hayashi, K., Kuriyama, H., Yasuda, K., and Kaneda, K., Effects of Stress Shielding on the Mechanical Properties of Rabbit Patellar Tendon, Journal of Biomechanical Engineering, 115, pp. 23-28（1993）の図を改変して使用〕

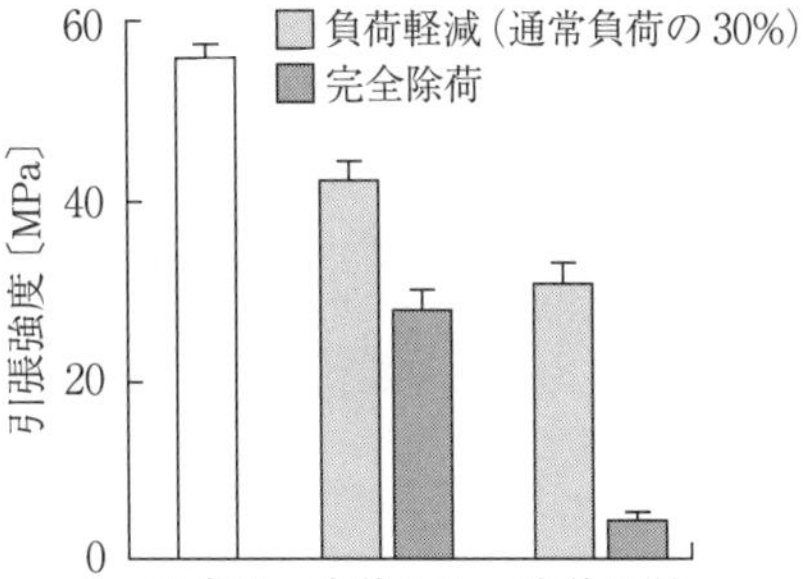

図 12　腱の強度に及ぼす除荷・負荷軽減の影響〔Majima, T., Yasuda, K., Fujii, T., Yamamoto, N., Hayashi, K.: and Kaneda, K., Biomechanical Effects of Stress Shielding of Rabbit Patellar Tendon Depend on the Degree of Stress Reduction, Journal of Orthopaedic Research, 14, pp. 377-383（1996）のデータをもとに作図して使用〕

力学的刺激に対する細胞の反応 ―― 細胞レベルでも力を感じている

器官や組織で引き起こされるリモデリングは、よりミクロな細胞でも現れます。血管の内表面は、血管内皮細《けっかんないひさい》胞《ぼう》と呼ばれる細胞で覆われており、血管の収縮と拡張を制御したり、血液の凝固《ぎょうこ》を防止したりする働きをしています。前に述べたように、この細胞には血流によって壁をこする力が作用しており、この力が変化すると種々の応答を示します。例えば、体外で培養した血管内皮細胞に流れ負荷を作用させると、その形は大きく変化するとともに、内部構造（例えば細胞骨格分子）も大きく変わります（写真2）。このような現象は体内の動脈でも起こります。細胞骨格分子の一つである微小線維は、流れ負荷がない場合には細胞周辺に多く存在しますが、流れ負荷を受けると束になり、これが流れと同じ向きに揃います。また、流れ負荷を受けた内皮細胞では、微小線維

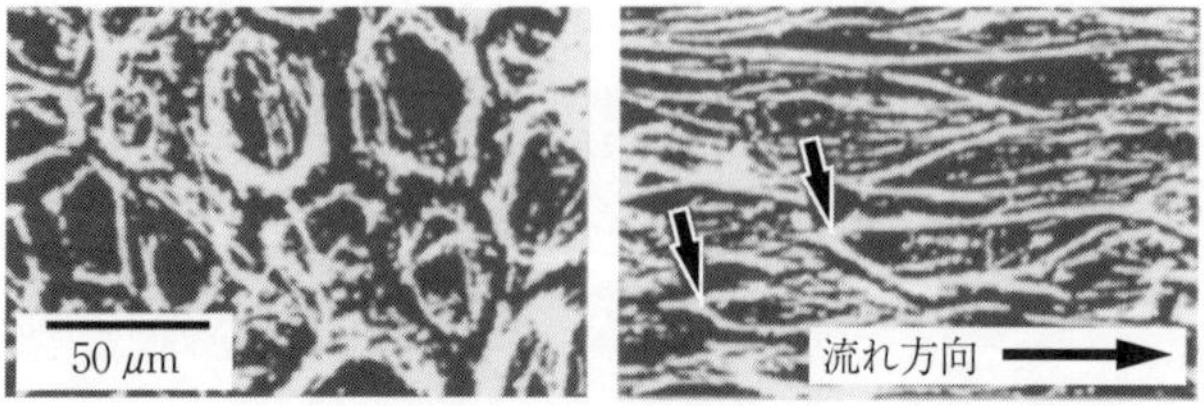

（a） 流れ負荷なし　　（b） 一方向の流れ負荷あり

写真2 流れ負荷に対する血管内皮細胞の応答〔Kataoka, N., Ujita, S., and Sato, M.: Effects of Flow Direction on the Morphological Responses of Cultured Bovine Aortic Endothelial Cells, Medical & Biological Engineering & Computing, 36, pp. 122-128（1998）の図を改変して使用〕

が増えて集合し、結果として細胞が硬くなることが知られています。

このように、細胞には力学的環境を感じ取るセンシング機構（センサ）が備わっており、この働きによって、周囲の状態に応じて細胞の形や構造、性質が変化したり、組織の形成が行われるものと推察されています。

動脈硬化の発生　──血液流れから生じる力が原因?

動脈硬化症では、全身にわたって血管が硬くなって変形しにくくなります。また、場所によって、動脈の内側の断面が狭くなって（狭窄《きょうさく》）血液の流れが低下したり、詰まって（閉塞《へいそく》）流れなくなったりします。この結果、心臓では心筋へ供給される血流が減少し酸素供給が不足する症状（狭心症）、血液供給が止まって細胞が死んでしまう状態（心筋梗塞）、さらに脳の血管が詰まって血液が届かない症状（脳梗塞）など致命的な状態に陥ります。狭窄や閉塞の多くは、血管が曲がったり、分岐したりする場所に起こります。このような場所では、まっすぐな動脈の中とは違う複雑な流れになっています。このことから、宇宙航空工学や流体工学の研究者は、動脈硬化の発生には血液の流れによって生じる力が関係するのではないかと考えて、半世紀近く前から世界中でこの方面の研究が盛んに行われてきました。

わん曲や分岐する場所の動脈の壁の近くでは、血液の流れが速くなったり血流が淀んだりして、血管の内表面をこする力（壁せん断力）が、まっすぐな場所に比べて非常に大きかったり、小さかったりします。そこで、これらが動脈硬化発生の原因になると考えた研究が行われ、つぎの二つの仮説（図13）が出てきました。

①　低せん断力説　壁せん断力が非常に小さい場所では、血流の速度が低下したり淀んだりするために、血液の洗い流しが十分に行われず、コレステロールなどの物質が血管内皮細胞を通って血管壁の内側に入り込み、動脈組織（内膜）が膨れあがって狭窄が起こり、閉塞にいたるとする考え方です。

②　高せん断力説　壁せん断力が非常に大きい場所では、その力によって血管内皮細胞がはがれ、そのすき間からコレステロールなどが侵入して、内膜が膨れあがるとする考え方です。

いずれの仮説でも、血液の流れによって生じる力

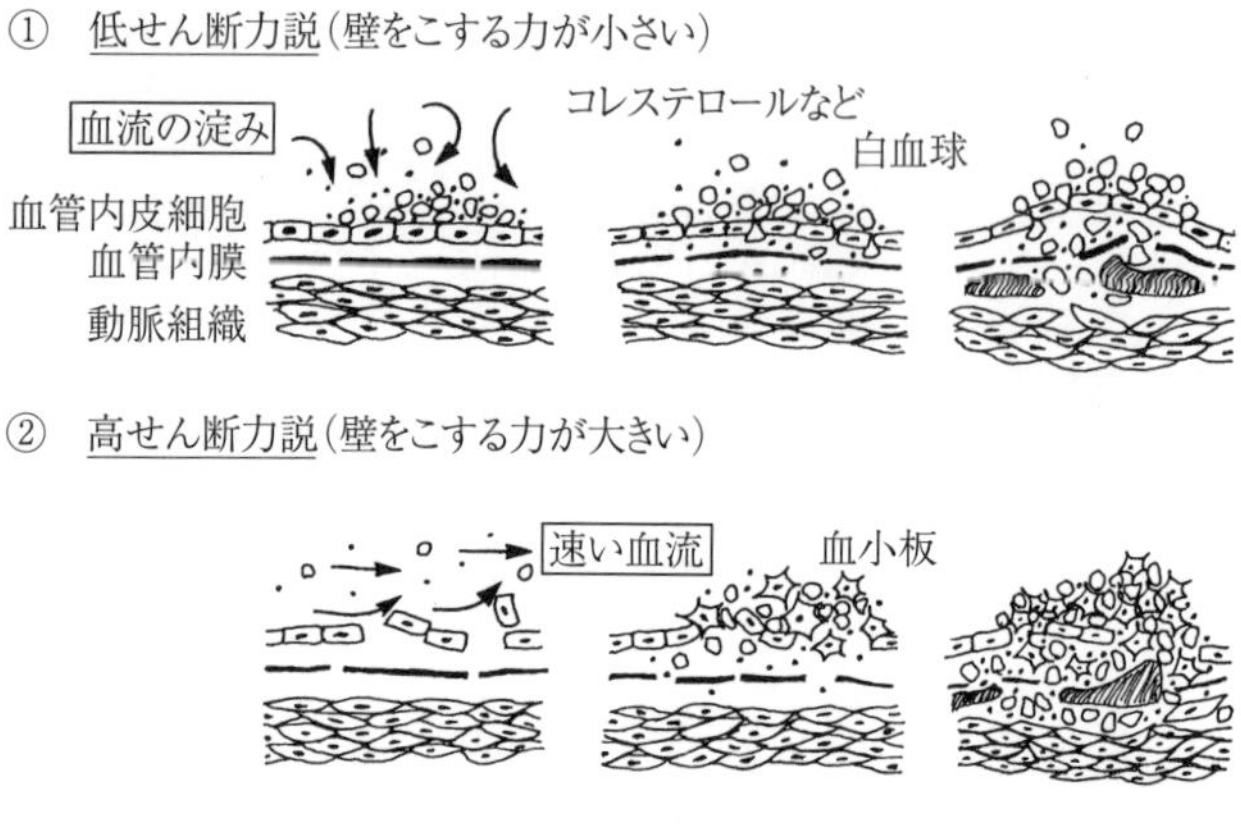

図 13　壁せん断力を動脈硬化発生原因とする二つの仮説
〔林紘三郎：バイオメカニクス，コロナ社（2000）の図を引用〕

が動脈硬化発生の原因であるとしています。いずれが正しいのかを調べるために、ヒト動脈の解剖観察、動物やモデル管を用いた実験が数多く行われた結果、現在では低せん断力説を支持する研究者が多いようです。

こんなに役に立っているバイオメカニクス

最近の先端医療は、工学技術によって支えられているといっても過言ではありません。電気工学、機械工学、化学工学などの最新技術が応用されている医療機器、人工臓器、材料が存在しなければ、適切な医療を患者に提供することができません。さらに、最近の画期的な治療方法や診断技術の中には、バイオメカニクスの研究によって、生み出されたり、改良されたものが多くあります。

人工関節の開発 ――歩行機能を維持するために

高齢化社会の進行に伴い、関節や骨に障害を抱える患者の数は、増加していく傾向にあります。年齢を重ねるとともに、関節は退化、劣化していき、その治療方法として例えば、人工関節が用いられます（写真3）。これによって、寝たきりの生活が改善され、日常的な歩行が問題なく行えるようになります。人工関節で置き換えられる生体の関節は、人工物にはない優れた特性や巧みな構造を有しています。そこで、生体の関節をモデルとした人工関節の開発が試みられており、生体の関節の構造と機能を対象としたバイオメカニクスの研究成果が、より良い人工関節の設計に応用されています。

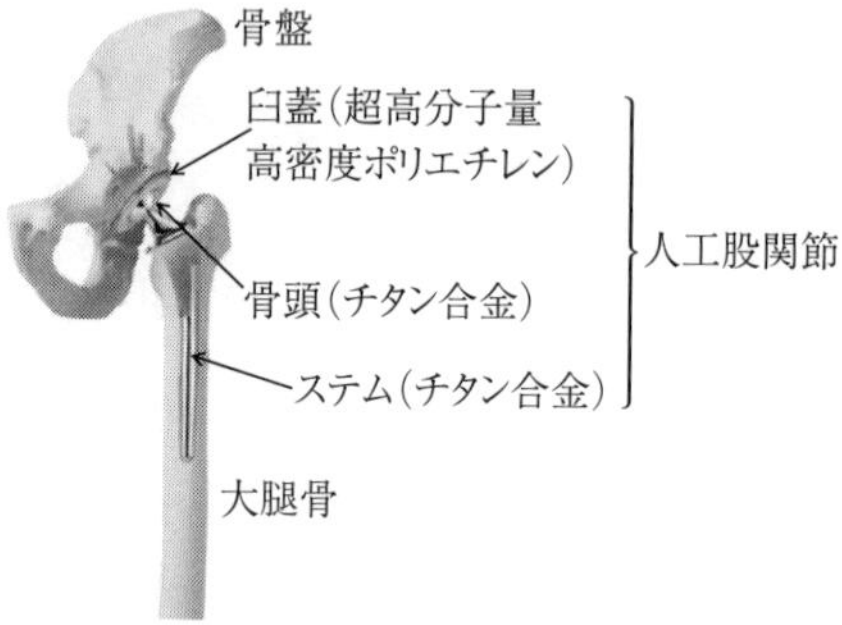

写真 3　人工股関節〔写真提供：ナカシマメディカル株式会社〕

動脈硬化診断装置の開発　——スティフネスパラメータβの利用

すでに述べたように、動脈硬化症では全身にわたって、血管がしなやかさを失い硬くなり、変形のしにくさを示す指標（スティフネス）が高くなります。動脈硬化は、ほとんど自覚症状のないまま進行していくことから、早期の診断と治療が不可欠です。最近、動脈硬化の程度を臨床的に精度良く測定できる新しい指標として、心臓足首血管指数（CAVI）が提案され、この指標を利用した動脈硬化診断装置が広く利用されるようになってきています（写真4）。この指標は、血管の弾性を表すスティフネスパラメータβから理論的に求められます。血圧は、同じヒトでも短時間のうちにかなり変化しますが、この指標の最大の長所は、測定時の血圧に影響されないで、血管そのものの硬さを表すことができる点にあります。スティフネスパラメータβは、血管壁のバイオメカニクスに関する基礎研究から生み出されたものであり、これまで学術分野において幅広く利用されてきました。この新しい動脈硬

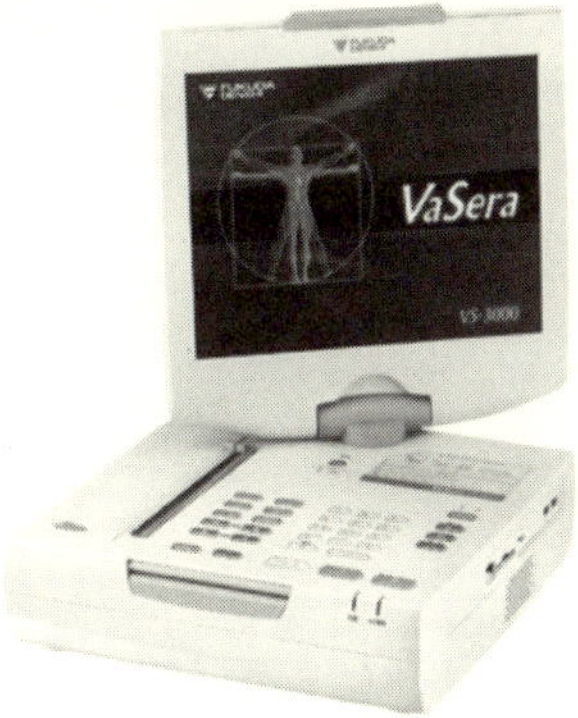

写真4　心臓足首血管指数（CAVI）を利用した動脈硬化診断装置〔写真提供：フクダ電子株式会社〕

化診断法は、バイオメカニクスの研究成果が臨床医学に応用された一例です。

今後の展望 ―― 再生医療にも貢献するバイオメカニクス

成長、適応、病気、老化など、ヒトをはじめとするすべての生物は、生きている間にさまざまな変化を示します。これらの生命現象には、力が深く関係しており、健全な状態の維持だけでなく、病気や怪我の発生にも力学が大きく関わります。力に対する生体の反応を正しく理解し、そのメカニズムを明らかにすることは、生物学などの基礎学問分野に新しい発見を提供する可能性が非常に高いと判断されます。

さらに、力に対する生体の適応現象についての研究の成果は、臓器移植やリハビリテーションなどの医療技術や、新しい材料の開発など工学技術の新しい展開につながると期待されています。最近では、iPS細胞（人工多能性幹細胞）などの未分化細胞などを使い生体組織をつくり出す、再生医療の分野が注目されています。培養細胞を種々の材料と組み合わせて、人工的に生体組織を構築するティッシュエンジニアリング（生体組織工学）による治療方法の開発でも、力学的な配慮が必要であり、バイオメカニクスの研究の推進が、再生医療技術の実用化に向けても非常に大切であると考えられています。

〔林　紘三郎・山本　衛〕

3　からだの再生・再建

失われた機能を細胞で再生　――再生医療

失われた臓器の機能を再建する

私たちのからだを構成する組織や臓器に障害・欠損・不全が認められた場合に、最終的な治療手段として臓器移植に頼らざるをえないケースが多く存在します。しかしながら、慢性的なドナー不足、既知・未知のウイルスなどからの感染症の問題から、臓器移植に代わる治療手段の確立が重要な課題となっています。これらの問題を解決する手段として、合成高分子（ポリマー）や金属材料による人工臓器の開発が注目されてきました。

人工臓器による治療は、安定した製品の供給、ウイルス感染の危険性の低減などの観点から、古くからその完成が熱望されてきました。コンタクトレンズ、人工歯根、人工関節、大口径の人工血管など、人工臓器開発には多くの成功例が存在し、長寿社会を迎えた現代のわれわれの生活になくてはならないものとなっています。一方、人工材料で作製した人工臓器は、生体機能代替（臓器固有の機能の代替）性、耐久性（長期間にわたって機能するか否か）、生体適合性（発がん性、生体組織とのなじみ、劣化）などに問題が生じることもあり、実用化が困難な臓器も多数存在します。

生体内の臓器は、血液と直接的な接触、または緻密な毛細血管網と共存する形で血液と間接的な接触を介して機能しています。したがって、血液や血管との反応性、すなわち血液適合性に優れた人工臓器の開発が必要不可欠であると言えます。このような背景があるにも関わらず、血液適合性に優れた人工材料の開発には限界があり、血液の塊である血栓形成が原因で実用化が難航している人工臓器が多数存在します。材料科学者による最先端の素材開発によって、開発の糸口が見えはじめている臓器もありますが、完治を前提とした臓器治療の観点から、細胞を用いた生体機能の再建技術である再生医療技術による臓器の開発・治療が、強く望まれています。

再生医療とは

私たちのからだは、六〇兆個の細胞から構成されています。これらの細胞が規則性を持って三次元的に配列して、固有の機能を発揮する構造物が臓器であると言えます。細胞による再生・臓器修復能力を引き出しながら臓器を再構築する再生医療・組織工学研究は、一九九〇年代にハーバード大とMITの教授らによる研究で、広く認知されるようになりました。ネズミの背部に移植したヒト外耳の外観（図14）は衝撃的でもあり、幅広い分野の方々から再生医療研究が注目されるきっかけともなりました。こうした背景から、大学・企業・投資家による多角的な取組みが始まり、再生

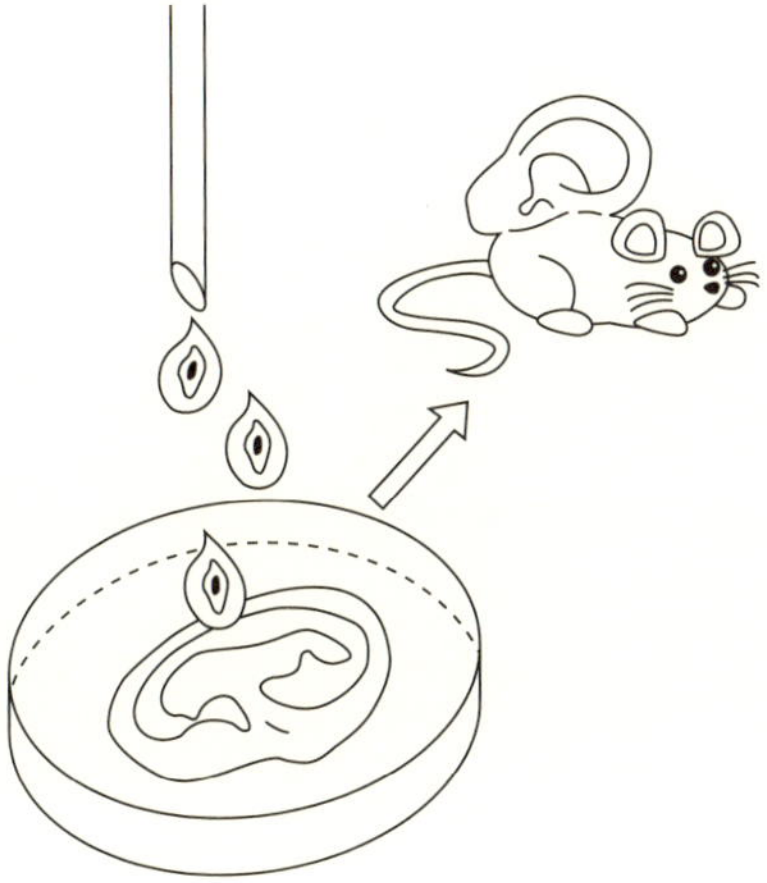

図 14　典型的な再生医療のアプローチ（再生外耳）

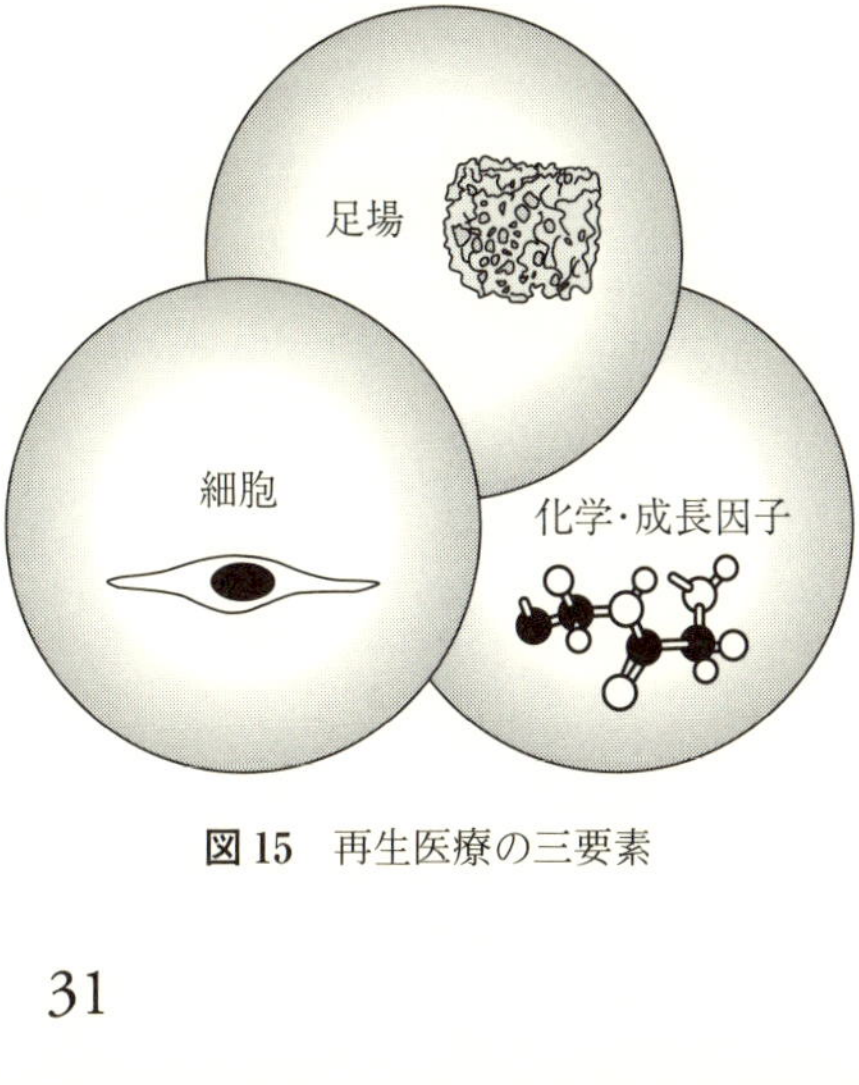

図 15　再生医療の三要素

医療研究が夢の次世代研究として、先進国を中心とした爆発的な開発競争が繰り広げられるようになりました。

再生医療の定義は、細胞を用いて臓器を構築・形成するアプローチであり、細胞を用いないものは人工臓器研究として区別されます。再生医療の技術で臓器を構築するためには、細胞、担体（スキャフォールド・足場）、化学・成長因子と呼ばれる再生医療・組織工学の三要素（図15）が必要です。典型的な再生医療のアプローチとは、まず、目標とする臓器の構造を生体内分解性の材料でつくります。そこに任意の細胞を播種《はしゅ》（細胞をまくこと）し、さらに発生の過程または組織治癒の過程で組織・生体内に存在する因子（成長因子・分化因子など）を添加して、組織形成を促します。

細胞ソース

最も重要な要素は、細胞であり、細胞を用いないアプローチは組織工学・再生医療の定義からは外れることとなります。細胞による再生能を引き出し、移植した細胞そのものから臓器構築を促すアプローチと、もう一つは、細胞から分泌される各種ファクター（化学・成長因子）を薬物輸送システム（DDS; drug delivery system）の供給源として、細胞による組織構築に間接的に関与させるアプローチが存在します。前者のアプローチが大半であり、対象臓器を構成する実質細胞を少量採取して、生体外において培養する研究がいままでに多く行われてきました。生体外で、対象とする臓器の細胞を少量採取（通常はバイオプシーと呼ばれるからだに極力負担の少ない形で組織を簡便に採取する方法がとられる）して培養することによって、十分な細胞数を確保することを目指します。培養の過程で正常なフェノタイプ（機能）を持つ細胞を生体外で培養すると、増殖能の獲得と同時に細胞の機能が病的なものに変化してしまいます（脱分化型のフェノタイプ）。これらの脱分化型のフェノタイプを呈してしまった細胞を正常なもとの分化状態に制御・コントロールすることによって、正常な機能を有する臓器構築を目指すアプローチが再生医療研究であると言えます。

さらに、近年、自己複製能と多分化能を有する幹細胞（図16）に関する基礎生物学の目覚ましい研究成果から、さまざまな幹細胞による再生医療研究が注目されています。自己複製能とは未分化な状態における無限の増殖維持能の保有を意味し、無限の自己複製能を有すると

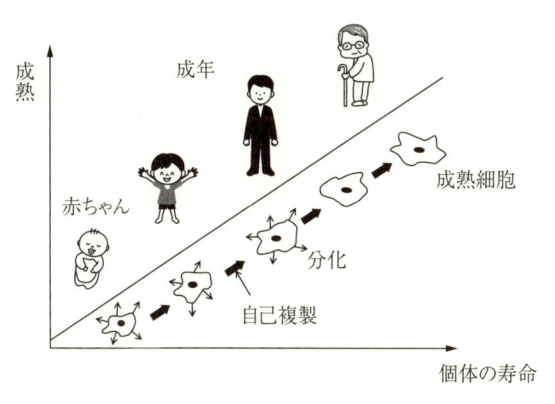

図16　幹細胞の定義

考えることができます。多分化能とは私たちのからだを構成する多種類の細胞に、幹細胞が分化する機能（図17）を意味しており図に示すように、一つの幹細胞から脂肪、神経、筋肉、骨、肝細胞などのあらゆる細胞に幹細胞が分化誘導されることを意味します。

骨髄と呼ばれる骨の中心部位に存在する骨髄由来の幹細胞がヒト組織においても存在するという画期的な成果が一九九九年に報告されました。さらに、高齢者の骨髄にもさまざまな臓器に将来的に分化しうる幹細胞が含まれていることも報告されたことから（図17）、失った臓器・機能を取り戻すための手段として、再生医療研究が現実の医療に貢献しうる技術であると捉えられ、脚光を浴びるようになりました。また、骨髄は造血臓器でもあり、骨髄由来の幹細胞が血液の一部としてからだの隅々にまで循環していること

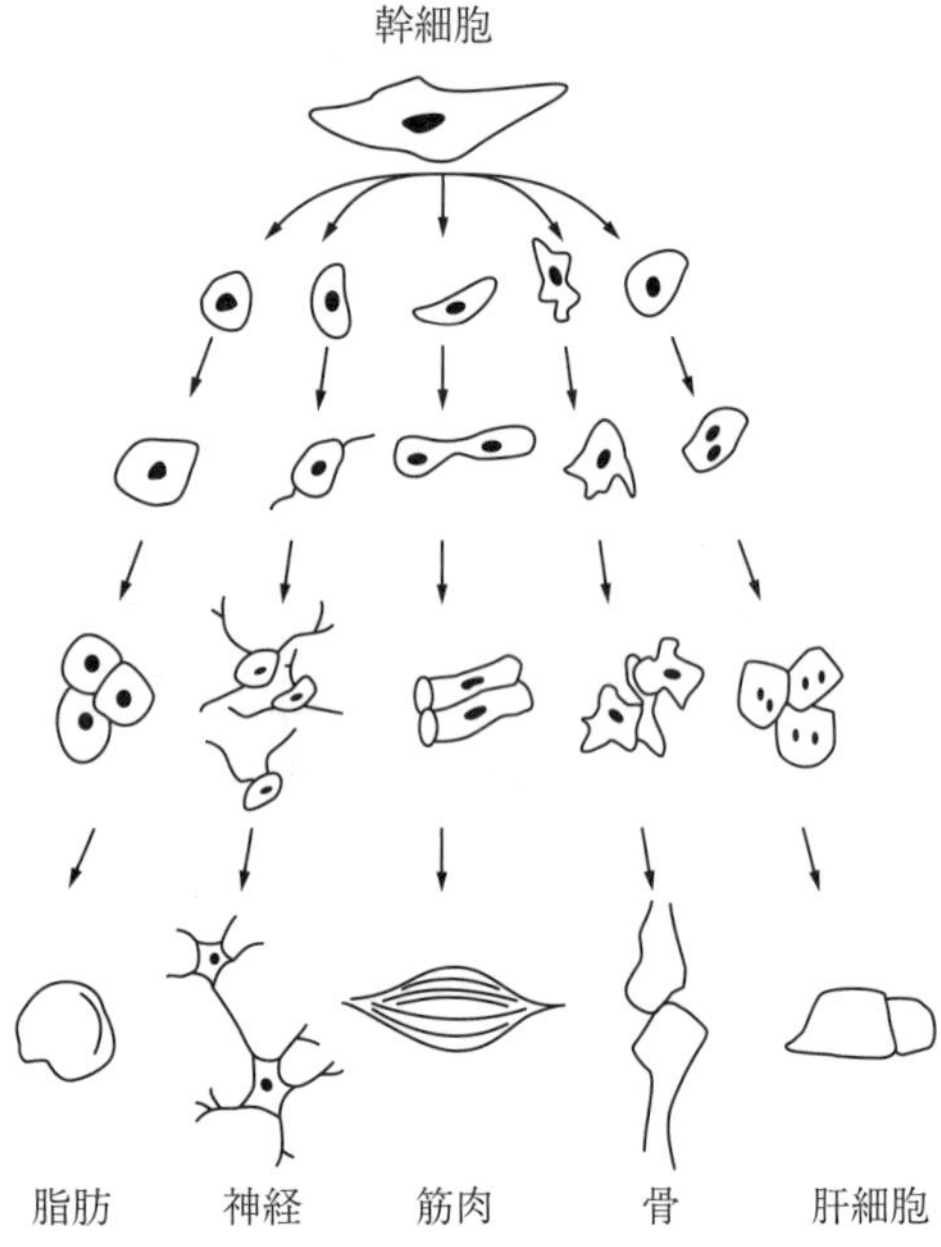

図17　多分化能

も報告されています。骨髄由来の末梢《まっしょうけつ》血幹細胞は生理的には、損傷を受けた臓器や部位に集積し、その部位を修復する機能を持つと報告する研究者もいます。末梢血由来幹細胞を生体外に採取し培養すると、臓器の細胞に幹細胞が分化することも報告されています。そして、赤ちゃんの血液が含まれている、いわゆるへその緒内に存在する臍帯血《さいたいけつ》にも臍帯血由来の幹細胞が存在していることが明らかになっています。臍帯血と同様に胎盤にも赤ちゃん由来の末梢血が含まれているので、胎盤由来の幹細胞も再生医療用の幹細胞ソースとして、その将来的な利用が期待されています。こうした背景から、出産に伴い医療廃棄物として処理されてきた赤ちゃん由来の幹細胞を凍結保存して、将来、幹細胞による治療が必要になった際の細胞ソースとして利用するという発想が生まれ、現時点では個人の考え方により、このようなサービスを利用することが可能となっています。

そして、近年、最も注目されている再生医療のためのセルソースとして、iPS細胞（**induced pluripotent stem cell**：人工多能性幹細胞）があります（図18）。この細胞はノーベル賞を受賞した京都大学の山中教授らが開発した細胞で、四つの遺伝子（**Oct 3/4, Sox 2, Klf 4, c-Myc**）を細胞に導入すると、成人から採取した細胞から幹細胞様の機能を有する細胞に分化誘導が可能であると報告されています。細胞の分化制御は、分化する方向にしか進まず、未分化な状態である逆向きに進めることは難しいと考えられていたので、山中教授らの成果は非常に画期的であると考えられました。

従来の研究では、幹細胞は骨髄や末梢血に非常に低い割合でしか存在しないことや、最も大きな問題点は、幹細胞の定義であるはずの自己複製能に実際には限界があり、高齢者から採取した細胞は増殖速度が極端に遅かったり、多分化能に問題があったりと、現実にはオールマイティに利用可能な幹細胞が高齢者などの体内に存在するとは言い難い状況がありました。ｉＰＳ細胞では原理的には細胞の採取部位を限定する必要性がなく、増殖能に優れた細胞をｉＰＳ細胞にすることも可能で、体表部の採取しやすい部位の細胞を起源とした幹細胞の作製が可能であることから、夢の再生医療技術の実現に大きく期待が寄せられるようになりました。

日本ではｉＰＳ細胞を用いた臓器構築を目指した国家プロジェクトが現在、複数進行しており、ｉＰＳ細胞由来の再生医療技術の臨床治験も始まろうとしています。一方、ｉＰＳ細胞には、まだその安全性が十分に検証されていない部分もあり、臨床適用には慎重な考えを示す研究者も多く存在する

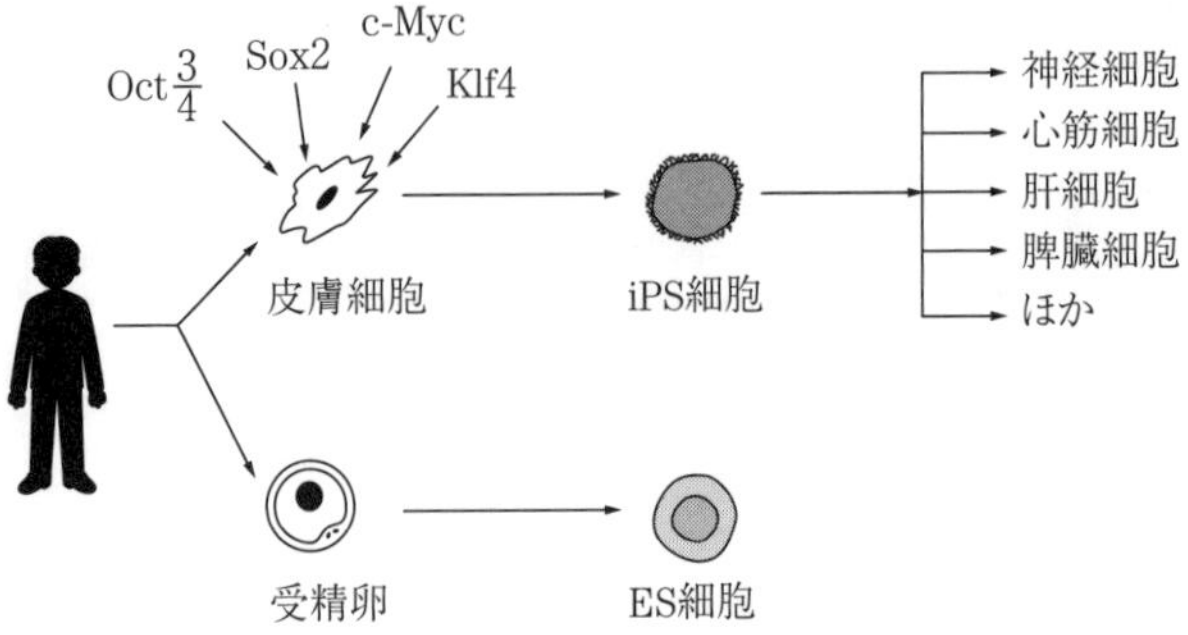

図 18　iPS 細胞，ES 細胞

ことも事実です。科学者による地道で誠実な基礎研究の積重ねがｉＰＳ細胞研究の分野では強く期待されています。

以上のように、再生医療技術を用いた組織・臓器の再生のための細胞ソースとして、多くの選択肢があります。現実的には、三章の冒頭で解説したように、正常な組織の一部を生体内部から採取して培養することによって臓器をつくる研究が行われています。重度の熱傷（やけど）で皮膚を損傷した場合において、脇の下などの一部の皮膚組織が残ります。採取した切手大の皮膚から、全身相当の培養皮膚が一か月程度で培養されると言われています。一つの細胞が短いもので一二時間、長いもので三日～一週間程度で二つに分裂するので、少量の細胞から多数の細胞に増やして、移植組織をつくることが可能です。この手法では、比較的短時間で多くの細胞を入手できるメリットがあります。一方、十分に分化しきった細胞（組織固有の機能を発揮した状態）を生体内から生体外に採取することが容易な臓器は皮膚くらいで、それ以外の組織の場合には、生体内深部から細胞を採取するためだけに、私たちのからだにメスを入れる必要があります。例えば、膝軟骨が損傷した際に、再生医療の技術で軟骨を再生して治療したい場合に、採取しても機能上、問題のない部位（力の加わらない場所）から軟骨細胞を採取する必要があります。現在は内視鏡を使って細胞を採取しますが、膝を切開して細胞を採取する必要があり、高齢者などには身体的な負担となります。

そこで、簡単に採取できる細胞ソースとして幹細胞が注目されていますが、末梢血や骨髄に含まれる幹細胞の存在比率は低く、分裂・増殖回数や分化能に限界があるため、末梢血や骨髄性幹細胞に代わるセルソースの利用が求められています。そこで、ＥＳ細胞（embryonic stem cells：胚性幹細胞）やｉＰＳ細胞の利用が有用であると思われていますが、ＥＳ細胞は将来胎児になりうる細胞を犠牲にしなければならないため、倫理的にＥＳ細胞を用いた再生医療技術が世の中から広く受け入れられる可能性が高いとは言えません。そこで、ｉＰＳ細胞による再生医療が脚光を浴びています。一方、ｉＰＳ細胞は、前にも述べましたが、安全性の問題として発がんの可能性が現在、乗り越えなければならない課題として残っています。その分化制御性能についてもいまだ不明な点が多く残されています。臓器を構成する細胞への分化の道程（図19）を考えた場合、ｉＰＳ細胞はＥＳ細胞よりもその道のりは長く、そして骨髄・末梢血由来の幹細胞はそれより短いと考えられています。そして、組織由来の細胞を増やして臓器を構築する際の細胞の機能は、正常な組織を構成する細胞の機能に最も近いものであると考えています。以上のメリット・デメリットを考えて、再生臓器を構築する際のセルソースの選択を行う必要があります。

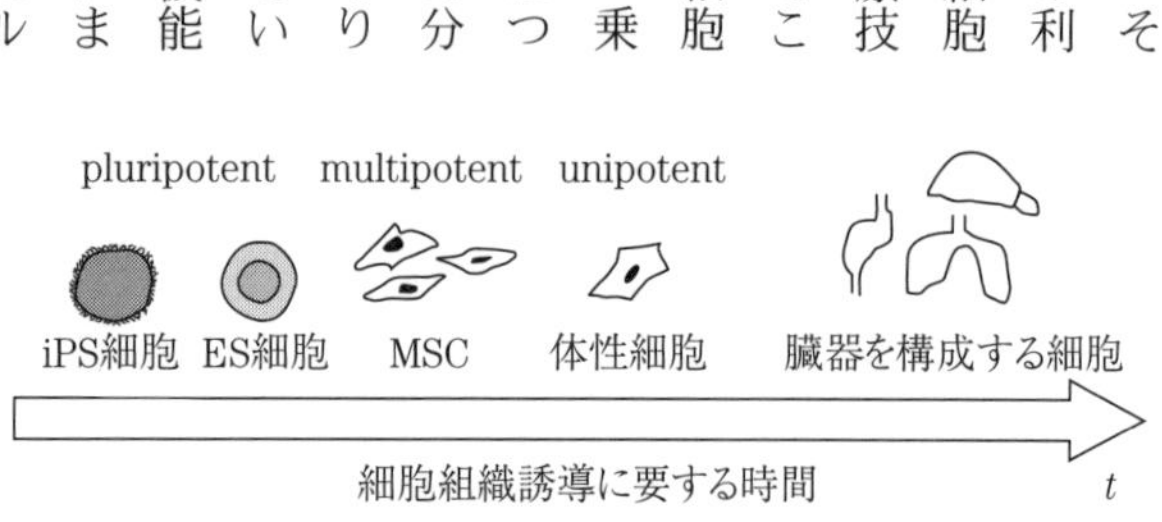

図19　細 胞 分 化

これらの幹細胞の多分化能に関する研究の多くは、二次元平面上での培養による成果であり、一つ一つの細胞をシングルセル（単独の細胞）として扱ってその機能を解析する研究から得られた結果と言えます。臓器をつくるためには、三次元的に細胞を立体配置し、構造体として特定の機能が発揮できるようにしなければなりません。幹細胞から移植可能な三次元的な構造を持った再生臓器を構築するためには、ビルや家を建てるときと同様に足場材料による構造の設計が必要となります。細胞生物学者による最新の幹細胞における発見や知見を利用して、いかに三次元的な臓器設計をするかが今後の課題となっています。

臓器の形をつくる

組織工学・再生医療用の担体（材料）の開発技術は、ここ数年で目覚ましい進歩を遂げました。担体を用いた組織工学の典型的なアプローチとしては、最初に、生体内で分解してなくなる生体内分解性のプラスチックまたはセラミックスをスポンジ状の構造体に成形します。そして、目的にあった細胞をその担体に播種します。その後、材料表面で、細胞が分裂・増殖すると同時にコラーゲンなどの細胞外マトリクスが分泌されます。足場材料（担体）がゆっくり加水分解されながら、細胞がそこで増殖して細胞外マトリクスを分泌することによって、初期の担体形状が維持され、最終的には、細胞と細胞外マトリクスから構成される臓器が構築されるアプローチが再生医療研究です。

生体内分解性のプラスチックは有機系溶媒（水に親和性のある水溶液ではなく、油に親和性のある液体）に溶かすか、または、二〇〇℃程度の温度条件下で融解するので、これらの条件下で、好きな形に生体内分解性のプラスチックを成形することが可能です。溶液状または粘土状の生体内分解性のプラスチックを粘土細工のように手で好きな形に成形することもできますし、または鋳型（モールド）にプラスチックを流し固める（温度を下げるまたは有機溶媒を揮発させる）ことによって、好きな形をつくることができます。最近ではエコ（環境への配慮）の観点から、コンビニエンスストアで購入する惣菜・弁当の容器も生体内分解性のプラスチックでできているものを見かけるようになりました。生体内分解性のプラスチックでできている容器やフォーク・スプーンなどは、土に埋めておくと、水と炭酸ガスにすべて分解されます。容器が土にかえるとの言葉が当てはまる現象がそこで起きています。

再生医療とは、細胞の組織再生能をフルに引き出すアプローチであるので、担体で作製した臓器構造物内に細胞を組み込む必要があります。細胞を組み込まないで生体内分解性の材料のみで臓器の形状を作製し、実験動物に移植する試みも行われていますが、生体内分解性の材料の周囲から侵入する細胞の速度と、生体内分解性の材料の分解される時空間的な速度とのバランスが合わず、その臓器は分解の方向に進んでいきます。対象とする臓器の大きさや、その部位での液体の流動状況（物質循環）、温度などの状況により異なりますが、無細胞（細胞のない）系では、組織はその部位でバラバラになり、臓器がそこに形成されることはほとんどありません。そこで、目的とする臓器に合わせた細胞を担体内部に播種して、臓器形成を目指すアプローチが再生医療研究となります。担体内部に細胞を包含させるための典型的なアプローチとして、スポンジ状の担体による方法が多く採用されています。生体内分解性の材料を液体にし、そこに塩や糖などの水溶性の結晶を混合します。この結晶は水に容易に溶けるので、結晶と生体内分解性のポリマーの混合液を目的とする臓器の形状にその結晶を含む状態で成形した後、水で結晶のみをゆっくり除去することによって、生分解性の材料から構成されるスポンジ構造（写真５）を作製します。結晶の除去によって生じた穴に細胞を播種して、生体内分解性のポリマーの分解と、細胞からのマトリクス産生と細胞増殖のバランスをとりながら、目的とする臓器の構築を目指します。

　近年の機械工学技術の進歩により、臓器の緻密な構造設計が可能となっています。例えば、耳の形をつくる場合には、より

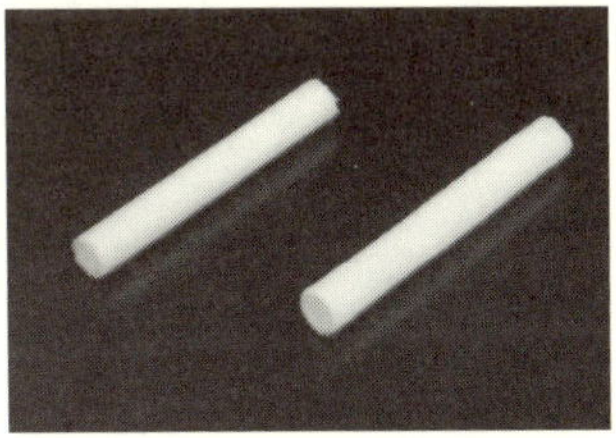

（a）　筒状の再生血管用担体

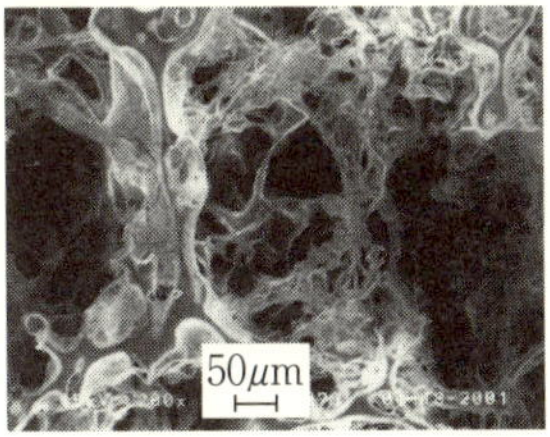

（b）　（a）に示した再生血管の拡大図（塩による孔の存在が理解できる）

写真５　多孔質担体

左右対称な形状のほうが良いと思います。そして、あごの形を再生医療の技術でつくる場合にも、左右対称性や美容整形の観点からより良い形を再構築することを目指すことがヒトの本能であると思います。生体内で機能する臓器を構築するためにも、生体内の臓器との接合や適合性を考え、臓器の外部形状やつなぎ目の構造には緻密な構造設計を要求したくなるものであると思います。さらに、担体内部の構造についても、より緻密な設計が重要とされています。

そこで、近年、担体の外部・内部形状の制御技術に関する新しい工学技術が報告されています。例えば、生体内分解性のプラスチックを融点以上の温度に加熱し液化してノズルの先端から射出することによって、三次元構造体を設計できる装置が開発されました（図20）。これは、お好み焼きなどの上にマヨネーズを塗付するようなイメージで捉えると理解しやすいと思います。液化した生体内分解性のプラスチックを射出する際に、プラスチックが射出されるノズルを取り付けたロボットのアーム（腕）の動きを精密に制御することによって、任意の構造物をつくることが可能となります。さらに、三次元構造体の造形精度を上げるために、特定の厚みを持った層を担体で作製し、積み重ねることによって、大きな体積を持つ臓器をデザインする手法も開発されています。基本単位となる各層は、機械加工技術によって作製します。

さらに、緻密な構造設計を具現化するために、粉末化した生体内分解性材料をバインダーなどで接着させる、またはレーザで溶融（溶接）することによって、三次元構造体を構築する手法も開発されています。

液体状態の生体内分解性のポリマーに光をスポット的に照射することによって、三次元構造体を緻密にデザインできる手法も報告もされています（図21）。これらの手法では担体をベースにした臓器の構造体の設計手法であり、多くの臓器で着実に構造体を構築する手法として、日々、材料の設計、構造体の三次元造形の制御精度が進歩しています。

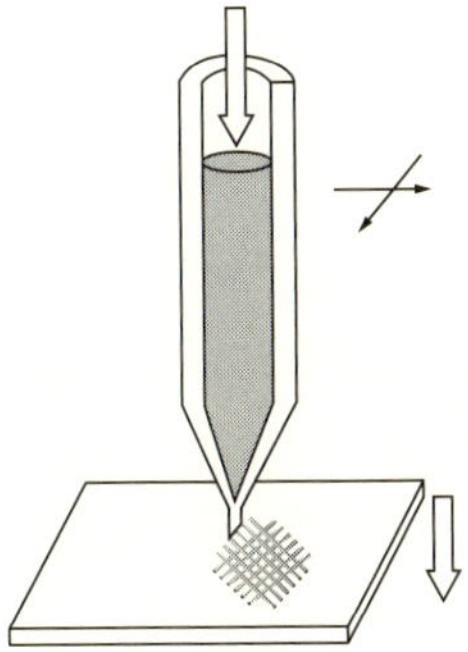

図20　射出造形

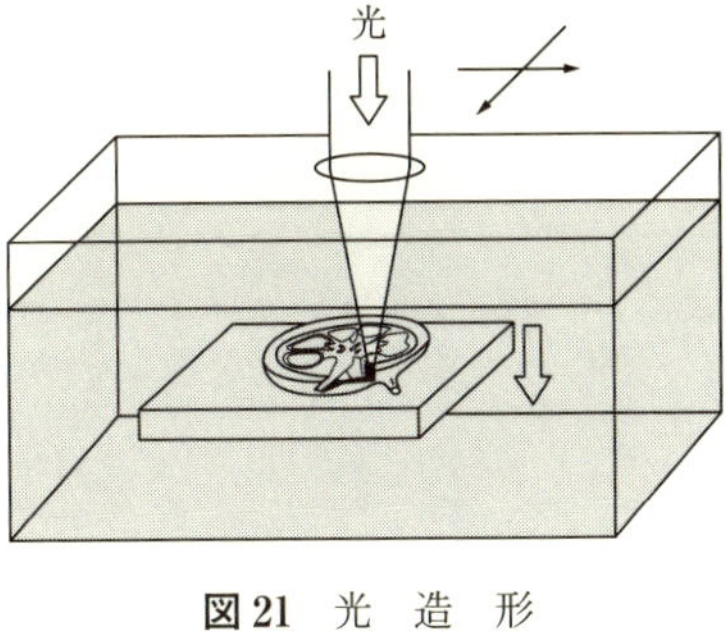

図21　光造形

夢の再生医療実現を目指して

私たちのからだは受精卵の中に生じる細胞増殖と物質間の相互作用の相乗効果によって、特定の部位が特定の臓器に分化して発生することがわかっています。これらの発生の過程で生産されるさまざまなタンパク質（成長因子・分化因子）の存在そのものや、その濃度勾配が組織・臓器形成を導くと考えられています。再生医療の分野では、発生の過程でその存在が認められている既知の物質の力も借りながら、生体内分解性の材料に細胞を播種して臓器を三次元構築します。すなわち、発生の過程に存在する因子により細胞の持つ能力をさらに引き出し、臓器を形成する細胞からのマトリクス産生を促すための時間を待つと同時に、三次元的な形を誘導するためにしかけた生体内分解性の材料が溶けてなくなる時間を待ちます。再生医療は、細胞を主役として、特定の臓器を空間的な観点から構造設計する学問であると言えます。このような技術を使って、臓器を三次元的にデザインするためには、医学・生物学の知識が必要であることは言うまでもありません。さらに緻密な三次元臓器を構築するために、機械工学の知識も必要不可欠です。また足場材料の基礎構造を決めるために、材料工学の知識も重要であると言えます。そのほか、薬を使って、臓器構築の速度を上げたり、細胞の機能を制御するためにも、薬学の知識も重要です。再現性良く臓器をつくり、そして機能を解析するためには、組織を壊すことなく内部の状態を計測できる電気工学、分析化学の知識も求められます。真に優れた臓器をつくるためには、さまざまな分野の研究者・技術者の協力が必要不可欠です。再現性に優れた機能を有する臓器・組織を構築することや、現状のニーズから想定される生産規模を考えると、細胞培養ロボットの利用も必要不可欠であり、これらの課題を扱う情報機械工学の知識と技の再生医療研究分野への導入も重要であると考えられます。そして、新しい知識や発想で、いままでにない完成度の高い臓器構築手法の確立が求められています。学問の枠組みを超えた取組みが、いま、求められているのです。世の中に役立つ原理（しくみ）や技術を開発する工学が、これらの分野を統合する使命を持つと考えています。

〔古川　克子〕

先端医療を支える材料 ―― バイオマテリアル

私たちが家庭で目にする医療器具と言えば体温計、血圧計、ピンセット、絆創膏、包帯、ガーゼぐらいでしょうか。また、風邪で病院・医院に行った場合、聴診器、注射器、注射針を目にする程度かと思われます。また、私たちは健康診断や原因不明の症状で病院に行くことがあります。このときは、私たちのからだは普段目にすることのない診断機器、治療機器などに接触することになります。ここで機器と言いましたが実際にからだに接触するのは少しミクロに考えると各種材料ということになります。このからだ（皮膚、粘膜、組織、血液、細胞などを含む）と接触する部位に使用される材料を生体材料（バイオマテリアル）と呼んでいます。例えば体温計（先端部の皮膚との接触）、注射針（皮膚、血管壁、血液との接触）、切開メス（皮膚、組織、血液との接触）などが例示できます。先端医療に使われる医療機器・器具（以下、医療機器）をつぎに例示してみます。いちいち接触部位はあげませんが、命を支える医療機器では、人工腎臓、人工心臓、人工心肺システム、人工心臓弁、人工血管、ペースメーカー、生活の質（QOL）を向上させるものでは人工関節、眼内レンズ、人工内耳、高機能カテーテル、内視鏡などでからだに接触使用される材料がバイオマテリアルになります。これらに使用される材料はその用途に最適なものがプラスチック、金属・無機材料（セラミクス）などの中から選択されています。ここではこれらの先端医療機器に使用されている材料について以下に紹介していきます。

身の回りのものと材料

私たちは身の回りのものをつくっている材料を見ると大雑把にはプラスチックなどの有機高分子材料、金属・無機材料、に分類できます（表1）。そして特にプラスチックでできた製品であふれていることに気づきます。例えばケチャップ、マヨネーズなどの容器、飲料用PETボトル、食品ラップなどの食関連用途、洗面器、ブラシ、バケツ、文房具などの日常生活関連用途、パソコン、冷蔵庫、エアコン、テレビ、照明機器などの電気器具、衣類、カーペットなど（合成繊維）の衣

表1 身の回りのものと材料

	材料名	略号	身の回りのもの
有機高分子材料	ポリプロピレン	PP	ポリバケツ，洗面器，食品保存容器，弁当箱
	ポリエチレン	PE	スーパー(コンビニ)レジ袋，容器，繊維
	ポリエチレンテレフタレート	PET	衣料用繊維(通称ポリエステル)，PETボトル，包装フィルム
	ポリスチレン	PSt	食品トレー，CD/DVDケース，文具
	ポリカーボネート	PC	CD/DVD，自動車ライト，車庫屋根材，ヘルメット
	ポリ塩化ビニル	PVC	軟質PVC[1]：テーブルクロス，電線被覆材 硬質PVC：水道管，雨どい
	ポリウレタン	PU	弾性繊維，塗料，接着剤
	ゼラチン		食品(ゼリー)，糊
	綿，絹		衣料，糸
	天然ゴム		輪ゴム，靴底，自動車などのタイヤ
金属・無機材料	鉄	Fe	橋，自動車，釘，建築骨材
	ステンレス	SUS	流しシンク，包丁，電車外板
	金，白金	Au，Pt	宝飾品(指輪，ネックレス)，電子回路(金)
	チタン，ニッケル-チタン超弾性合金	Ti，Ni-Ti	ゴルフクラブ，メガネフレーム
	陶磁器，セラミクス[2]，ガラス		食器，包丁，碍子，タービン羽根，窓ガラス

1) 軟質PVC：可塑剤を添加することで軟質化⇒ 40～80％

2) セラミクス：金属酸化物，金属塩類を1 000℃以上の高温で焼き固めたもの。陶磁器の仲間。

料・住居関連と枚挙にいとまがありません。これらのものがなければわれわれの現代の快適な暮らしは成り立たないといって過言ではありません。

つぎに、医療機器に使われる材料を見ましょう。医療に使用されるということで、「安全性とか機能といった点で何か特別の材料が使用されているのでは？」、と思いがちですが、じつはほとんどの材料が表1に示した身の回りの材料と同じものです。また、同じくプラスチックが多用されています。（表2）

それではなぜプラスチックが多量に使われるようになったのでしょうか。医療用具は感染防止の観点から一度使ったら、滅菌して再利用するか、廃棄（医療廃棄物は焼却処分が義務付けられています）するかのいずれかです。滅菌のコスト、利便性、廃棄の容易さなどからディスポーザブルであることが望まれ、安くつくれるということも加わり、プラスチック類が多用されるに至りました。

プラスチック、ゴムなどを構成している分子を高分子と呼びます。高分子の話に入る前にその対語として、低分子という言葉があります。こちらをまずはじめにします。低分子とは、酸素、窒素、水、ブドウ糖、アミノ酸、ビタミン類などが代表で、分子量が数十から数千までのものを言います。それではプラスチックなどをつくっている高分子とはなんでしょうか。これは分子量が数十から数百の低分子が何百何千と化学的につながって、全体の分子量が数万から数百万までになった

表2 医療機器で使われる代表的材料と用途

材料	代表的用途	特徴的物性，使用理由
PP	注射器 人工肺膜	材料強度 コスト 撥水性大
PET	真空採血管 人工血管 血液フィルタ	強度大 ガスバリア性が高い
PC	三方活栓 人工腎臓ハウジング 瓶針	耐衝撃性大 透明 剛性
軟質 PVC	血液バッグ 輸液セット カテーテル 血液回路	透明 柔軟 機械特性 耐滅菌性
天然ゴム	バッグ類の栓 手袋	再シール性 フィット感
ポリウレタン	カテーテル 血液フィルタ ポッティング材	機械的特性 血液適合性
ゼラチン	止血剤	血液凝固の促進 生分解性
絹	縫合糸	
ステンレス	人工関節，骨固定材， ピンセット，メス，針	機械強度 耐腐食性
Co-Cr 合金	人工関節 ステント	機械強度 耐腐食性
金，白金	造影材 歯科	X 線造影性 耐腐食性
Ti，Ni-Ti 超弾性合金	骨固定材（骨折治療） ガイドワイヤ	機械強度 耐腐食性 柔軟性
セラミクス	歯根，歯冠， 骨充填材	生体適合性

注） 表中材料の略号は表1と同じ。

ものです。高分子は英語でポリマー（polymer）と言います。ポリマーの原料となる低分子を単量体（モノマー：monomer）と言い、繰返し単位の基となります。ポリマーは通常、室温では固体で化学構造により機械的性質、耐熱性、物理・化学的性質等の性質が決まります。代表的なプラスチックをつくる高分子の化学構造式を図22に示します。なお、タンパク質、DNA、澱粉なども高分子です。

カッコ内の化学式が繰返し単位の構造。***n***はこの繰返し単位の繰返し数を表し、数百から数千の値をとる（プラスチックの種類によって異なる）。

このような工業的に実用化されている材料の中から最適な材料を選び医療機器がつくられています。例えば身の回りでよく見かけるポリエチレンやポリスチレン、鉄は耐滅菌性に劣ったり、割れやすい、あるいは錆びやすいという性質から医療用途ではほとんど使われていません。また、医療専用に材料を開発することはこれまでは一部の例外を除きほとんどありません。その一番の理由は経済性です。医療用途だけを目的とした場合、生産・使用量が少なく大変高いものになります。そうすると医療機器の価

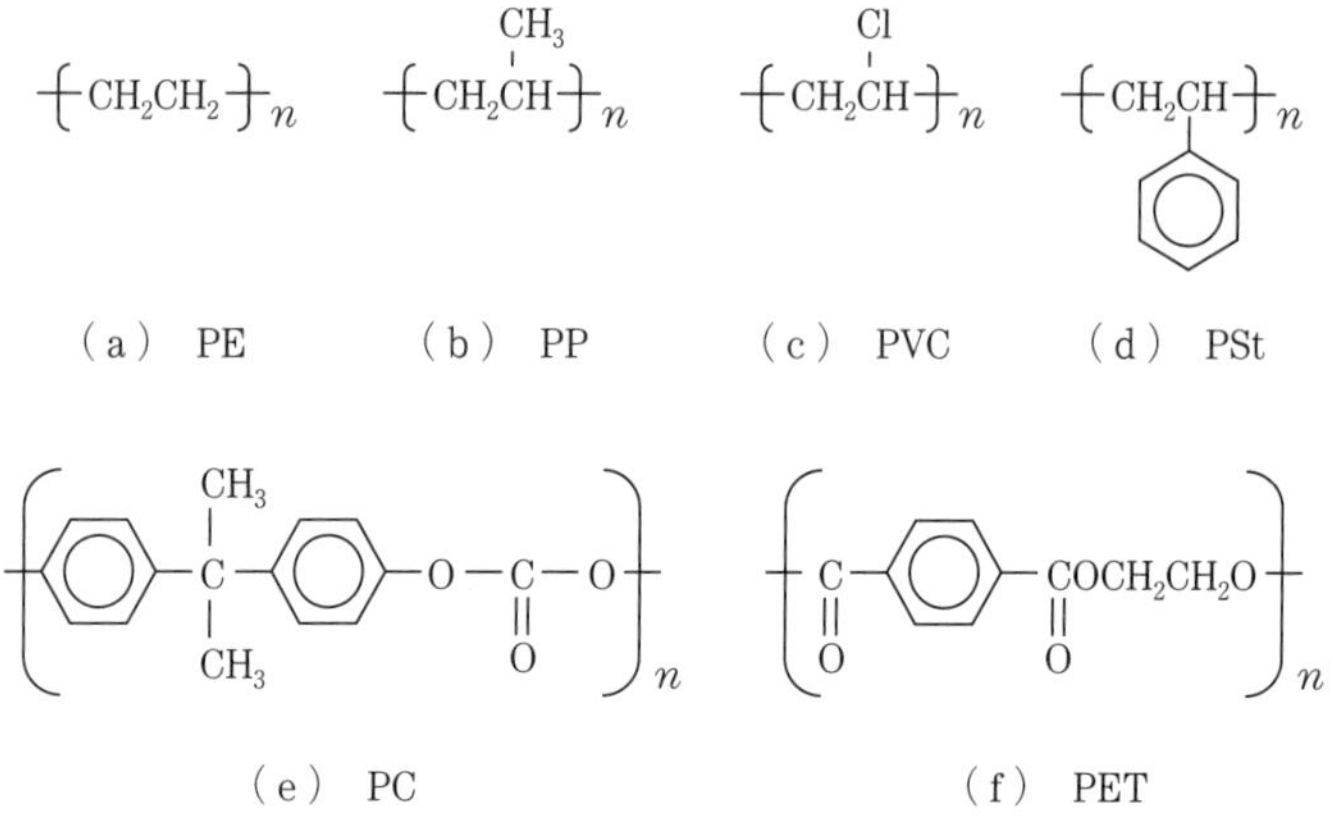

図22 代表的プラスチックの化学構造式

格も高くなり、その医療器・治療法をあまねく普及させることが難しくなるからです。

それでは、つぎにいくつかの人工臓器を例に材料からその人工臓器を眺めてみます。

人工腎臓

慢性腎不全は何かの原因で腎臓の調子が悪くなり飲食により摂取した余剰の水分や代謝によりからだにたまる老廃物（主として尿素）を慢性的に尿として排泄できなくなる病気で、短期間に死に至る恐ろしい病気です。患者さんの命を救おうと腎臓の代わりをする装置が開発されました。これが人工腎臓で、それを使った治療法を人工透析と呼びます。人工腎臓は基本的に工業用膜分離技術を医療に応用したものです。老廃物の除去には透析、余剰水の除去には限外濾過という二つの膜技術を組み合わせて使っています。透析の原理は図23に示しますが、二つの水溶液が膜（薄いセロファンのようなフィルムをイメージしてください）を介して接触したときに起きる物質の移動現象（濃度差による物質の拡散）を利用したものです。このとき、膜があるのでこの二液は混ざりません。

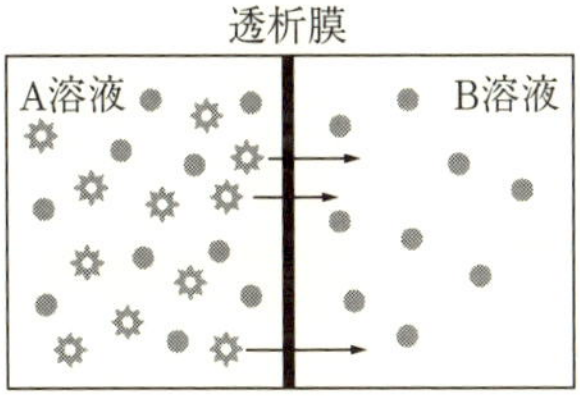

分子✲についてはA溶液のみ, 分子●についてはA,B溶液ともに同じ濃度。

✲分子は濃度差があるため拡散によりAからBに移動。

●分子は濃度差がないため移動は起きない。（例えば✲は, 透析治療では尿素分子）

図 23　透析の原理図

人工腎臓では血液と透析液（塩化ナトリウムを主成分とし、体液の組成に近いが、代謝老廃物成分、血液タンパク質は含まないもの）を膜を介し接触させることになります。これにより血中にある老廃物が拡散により透析液側に移行し、結果として血液は浄化されます。一方、血液側の機械的圧力を透析液側圧力よりも高く設定することで水を血液側から透析液側に移動させます（限外濾過）。

人工腎臓は一九六〇年代から実用化が始まりました。当初は二〇〇人程度の患者数で、予後もそれほど良いものではありませんでした。しかし、工学技術、医療技術の進歩により人工腎臓・治療法の改良が進み、その結果、治療成績は格段に向上し、現在日本には三一万人近く（二〇一二年一二月　日本透析医学会統計）の患者さんがこの人工透析で命をつないでいます。さらに二〇年以上透析治療を継続している患者さんも二万三〇〇〇人にのぼっています。これからわかるように人工腎臓は患

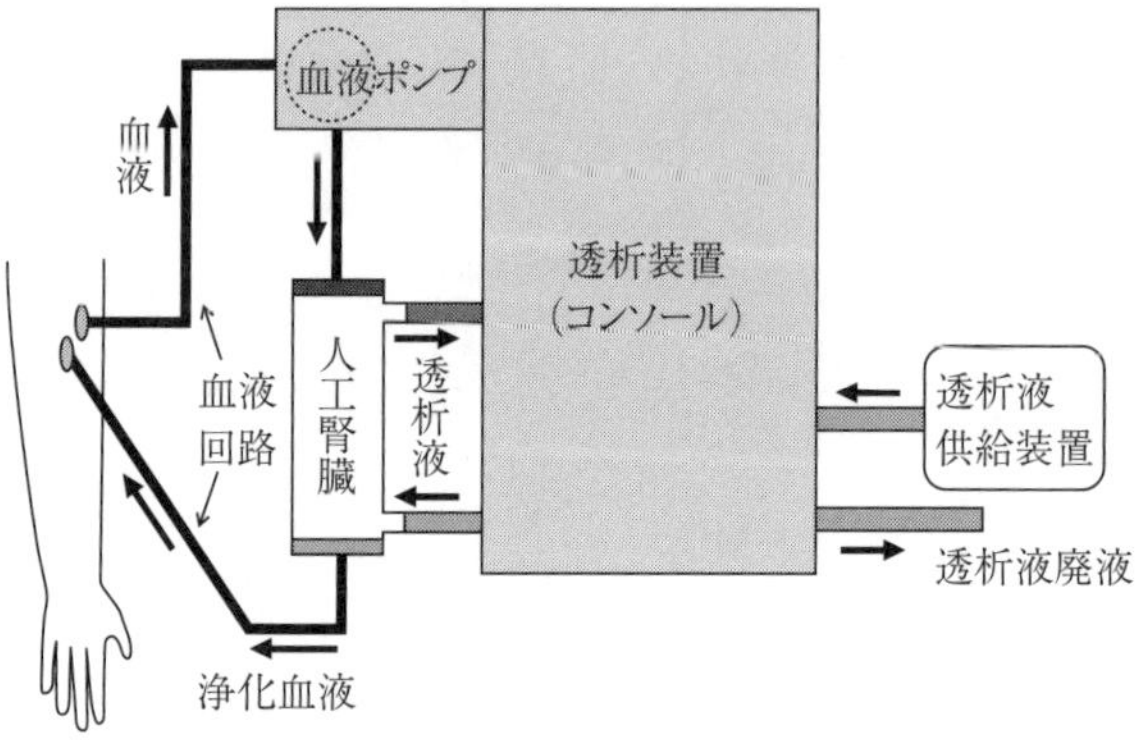

図 24　人工透析治療の概念図

者の命を守るという意味で一番成功した人工臓器と言えます。人工透析治療の概念図を図24に示します。腕の血管からチューブ（血液回路）を使って血液を取り出し、人工腎臓に導きます。そしてここで老廃物、余分な水分を除き腕の血管に血液回路を使い戻します。血液と透析液を人工腎臓に供給したり透析の状態を監視する装置を透析装置（コンソール）と呼びます。

それではこの透析治療で一番大事な人工腎臓の構造と構成する材料を見てみましょう。膜は現在では合成高分子材料からつくられた中空糸膜が使われています。イメージしやすいように中空糸膜一本からなる人工腎臓の構造を図25に示します。実際には中空糸膜が一万から二万本ほどハウジングの中に入っています。中空糸膜とは外径が三〇〇マイクロメートル程度、内径が二〇〇マイクロメートル（一マイクロメートルは一〇〇〇分の一ミリメートル）のとっても細いストロー（糸）をイメージしてください。ストローの壁部分が膜（厚みは五〇マイクロメートル程度）です。そして人工腎臓は血液と透析液が混ざらないように中空糸膜の端

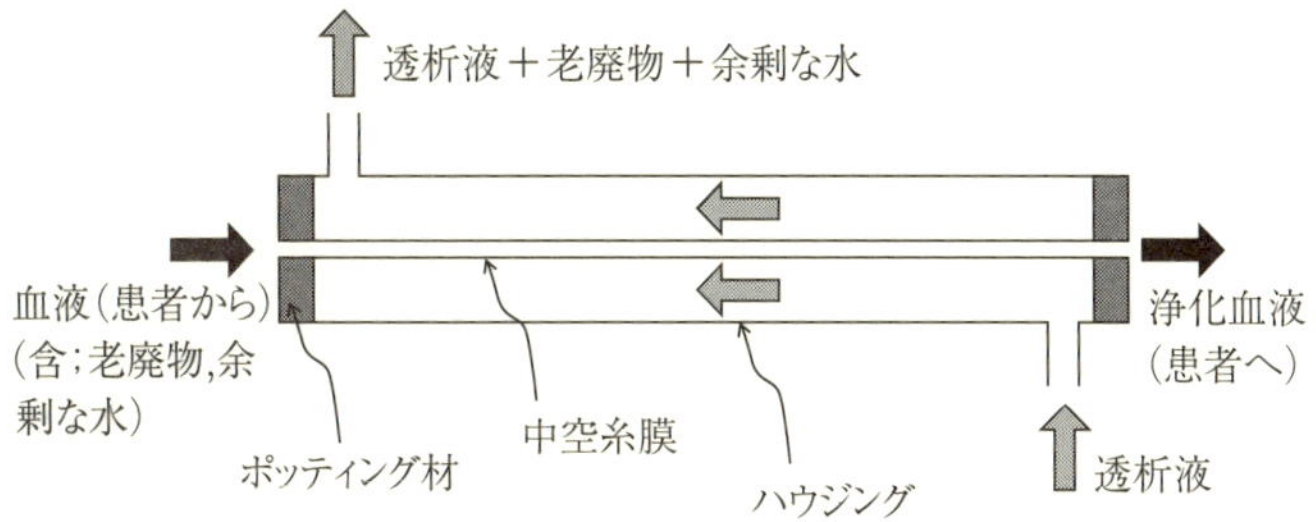

図 25　人工腎臓の構造（概念図）

部をハウジングに固定封止するポッティング材とから成り立っています。全体の外観としては長さ三〇センチメートルぐらい、直径四から五センチメートルの筒状をしています。そして中空糸の内側に血液を、外側に透析液を流します。以下に人工腎臓の材質を紹介します。

【膜素材】 人工腎臓の膜をつくるおもだった高分子は、セルロースアセテート、エチレン‐ビニルアルコール共重合体（EVAL）、ポリメタクリル酸メチル（PMMA）、ポリアクリロニトリル（PAN）、ポリスルホン（PS）などですが、膜性能、生体適合性に優れるPSが世界の主流になっています。セルロースアセテートは衣料用繊維、タバコのフィルタなどに、EVALはガスバリア性（酸素を通さない性質）が高いことから食品包装フィルム・容器に、PMMAは透明性が高いことから光学部品や照明機器の部品などに、PANは毛糸や毛布などに使用されています。PSは機械的性質がきわめて優れることから、工業用途が中心です。これら材料は当初は民生、工業用途に開発・実用化されましたが、それぞれのユニークな性質から人工腎臓に展開されました。

【中空糸ポッティング材】 熱硬化性ポリウレタン

【ハウジング】 割れないこと、透明性が高いこと、耐滅菌性からポリカーボネートが中心ですが、ポリオレフィン系材料も使われ始めてます。

人工血管

人工血管は現在、動脈用の大口径（八から二五ミリメートル）および中口径（四から八ミリメートル）のものが実用化されて多くの患者の命を救っています。このサイズは大雑把に言いますと心臓の左心室から出た大動脈から膝下ぐらいまでの動脈が該当します。これらの血管が閉塞した場合や血管壁に解離が生じた場合などが人工血管へ置換する手術の対象になります。人工血管の材質はポリエチレンテレフタレート（ＰＥＴ）およびポリテトラフルオロエチレン（ＰＴＦＥ）です。前者は衣料やペットボトルで使われるＰＥＴと材質的には同じです。後者はゴアテックスの商標でウィンタースポーツ用衣料などに使われているものと材質は同じです。人工血管の形状は基本的にはチューブあるいはホースをイメージしてください。その構造は、意外と思われるでしょうが壁面に血液が漏れるぐらいの無数の小さな穴が開いています。ＰＥＴ製人工血管ではＰＥＴ繊維を平織り（woven）または編む（knitted）ことで穴をつくっています。ＰＴＦＥ製人工血管では延伸微多孔化処理で穴をつくっています。この穴に血液が入ると血液は凝固して、漏れなくなります。その後、この穴に生体側の組織細胞が侵入して最終的に天然の血管に類似した構造が発現するため、閉塞しないと言われています。逆にこの微小な穴がない人工血管を使うと人工血管は短期間のうちに閉塞し、その機能を失います。静脈用および小口径の動脈用人工血管は依然実用化されていません。これはこれらの血管内では血液の流れる速度が遅く、血栓が発生、閉塞したり、人工血管と自分の血管の硬さが違いすぎ、そのつなぎ目で障害が発生し閉塞するためです。これらの血管の開発にはさらなる材料面、あるいは構造面での検討が必要です。

冠動脈留置ステント

冠動脈とは心臓自身に栄養、酸素などを送るための血管で、動脈硬化などの病気で血管が狭まって（狭窄して）血流量が低下したり、閉塞したりすると命にかかわります。これが狭心症であったり心筋梗塞です。この治療には以前ではバイパス手術といって自分の足などにある静脈の一部を採取して、この詰まった冠動脈部を切除、置き換えるのが治療の基本でした。この間、人工心肺を使って心臓を止める場合もあり、このバイパス手術は大手術です。近年、カテーテルを使った血管形成術と呼ばれる治療法（ＰＴＣＡ）が考案され、治療法が大きく変わってきました。足の付け根の動脈にＰＴＣＡカテーテル（細いチューブ）を挿入し、動脈内を経由しこのカテーテル先端を冠動脈の狭窄部位まで持っていきます。ここでカテーテル先端についている風船（バルーン）を膨らませ、狭窄部を押し広げます（拡張する）。その後このカテーテルを抜けば、血管径は本来のサイズに戻り、血流が回復するというものでした。しかし実際には数か月のうちに再狭窄といって拡張した部分が元の病気状態に狭まってしまうケースが多発しました。そこでこのバルーンで拡張した後に、金網状の金属のパイプ（ステント）を置いて、機械的に再狭窄の発生を抑制しようとする治療法が開発されました（写真6）。当初このステント材料としてはNi－Ti（ニッケル－チタン）の形状記憶合金やSUS316Lというステンレススチールが使用されましたが強度的に十分でないことからCo－Cr（コバルト－クロム）合金を使ったステントが主流になりました。この金属ステントの留置により力学的な再狭窄は防ぐことができるようになりましたが、これとは別に血管をつくっている細胞が異常増殖して再狭窄するケースがあることがわかってきました。この対策として薬剤溶出型ステント（D

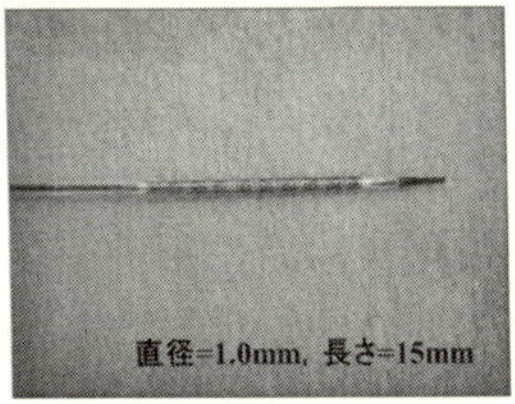

（a）　バルーン上にマウントされたステント（Pre-expansion）

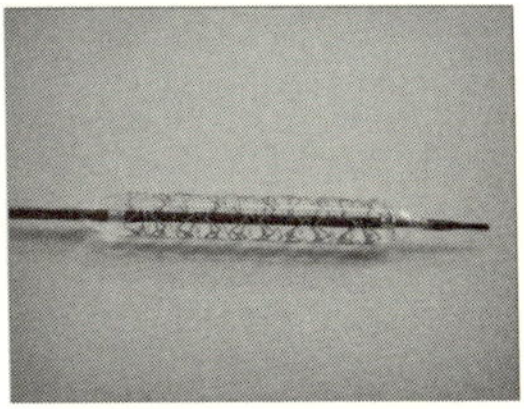

（b）　バルーンを膨らませた状態

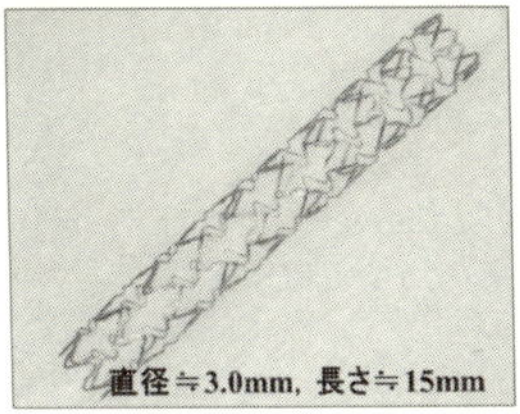

（c）　拡張されたステント（Post-expansion）

写真6　PTCAバルーンカテーテルと金属ステント

ES）が開発されました。これはステントにコートした高分子材料から細胞の増殖を抑える薬が長期間染み出し、再狭窄を抑えるものです。現在のステント留置治療はこのDESを使ったものが主流となっていますが、まだ、完全に治療法が確立できたものではなく、薬剤の選定、薬剤を含有させる高分子コート材料の選択など、まだまだその研究開発は継続中です。さらにこれらの金属ベースのステントは留置後再狭窄した場合、血管内にステントが残ったままなので再治療が限定されるという欠点を有しています。この問題を解決するため、現在、生分解性材料を使ったステントの研究も世界中で進められています。

材料の安全性

先端医療はこれまで述べてきたように多くの材料で支えられていますが、これらの材料は工業用途の材料と化学的には変わりません。それでは医療用と何が違うか、またはからだの中に入っても安全なのかということが読者には気にかかるところと思われます。簡単に言いますと、私たちの身の回りにある材料をつくるときに比べ安全性をより高めるため、いろいろな点で気を使って製造されているということです。医療機器およびそれを構成する材料については厚生労働省が厳しく安全性を管理しています。簡単に医療機器・器具といっても、注射針のようにごくごく短時間しか人体と接触しないものから、人工血管、人工関節、人工心臓弁など一度からだの中に入れて使い始めたら一〇年、二〇年あるいは亡くなるまで使用を継続するものもあります。したがって厚生労働省は国際基準に従い医療機器の使用される部位、使用方法、使用期間をもとに医療機器をクラス分けし、クラスごとに定める試験評価を実施し、安全性が確認できたものに対し製造販売を認めています（表3に示したガイドラインを参照）。使用期間（接触時間）が長くなるものほど、数多くの試験項目を実施する必要があります。

今後の医用材料

医療機器は日進月歩で進んでいますが、これは生活の質（ＱＯＬ）の向上、苦痛の少ない治療などに対する要求がベースにあります。この例が体内埋込み型の医療器、カテーテル、内視鏡を使った治療法の発展です。この流れは、これまでの工業材料では性能面で満足できず医療用に特化した新しい材料が必要になることを示唆しています。最近ｉＰＳ細胞を使った再生医療が一段と現実味を帯びてきましたが、これを考えた場合も細胞が増えるため細胞の足場となる材料をどうするかが大きなポイントです。このように材料（設計）は新たな医療機器、治療法を開発

表3　試験評価項目（生物学的安全性試験ガイドライン ISO / TC 194）

大きく分けて以下8つの試験項目があり、この中からクラスごとに決められた試験項目を実施します。（詳細は紙面の都合上，省略します）

1）細胞毒性試験	5）刺激性試験
2）感作性試験	6）全身毒性試験
3）遺伝毒性試験	7）発熱性物質試験
4）埋植試験	8）血液適合性試験

するにあたり今後さらにその重要性が増すと考えられます。一方、材料は必ず生体（細胞）に色々な影響を与えますが、このメカニズムはほとんどが未解明に近い状態です（もちろん何十年にわたり研究され続けていますが）。新しい材料を開発するためにはこの作用を解明することは不可避で、今後さらなる研究が必要です。

〔望月　明〕

人工心臓で社会復帰 ── 人工心臓

人工心臓が必要な理由

人工心臓は材料、エネルギー、制御、情報などの工学技術と医学の知識を応用して開発されたもので、生体医工学の成果の代表的な例です。現在、重症心不全患者の治療に使用されています。

重症心不全に対する治療法としてほかに心臓移植があります。その成績はきわめて優れており、わが国における心臓移植者一八八名のうち一七七名が生存しています〔二〇一四年一月二七日現在〕。五年後生存率は、九五・三パーセントとなっています〔二〇一一年三月末現在〕。しかし、提供心臓の数はきわめて少なく、現在二八八人が心臓移植を待機しているのに対し〔二〇一四年一月六日現在〕、二〇一三年一年間に心臓移植を受けた人は三七名にとどまっています。このため、心臓移植を受けるまでの待機期間が平均三年にもなっています〔二〇一二年一一月二五日現在〕。このように心臓移植を希望するすべての重症心不全患者を心臓移植で治療するのは困難となっています。そこで提供に問題のない人工心臓が研究，開発され，臨床に使われるようになってきています。

人工心臓使用の現状

二〇一四年一月一七日現在，わが国において，累積二七一名の人に補助人工心臓が植え込まれています（http://www.info.pmda.go.jp/kyoten_kiki/track.html〔二〇一四年一月現在〕）。補助人工心臓は，患者自身の心臓を残したまま，人工心臓を患者の心臓に取り付けるものです（写真7）。患者は自身の心臓と人工心臓の二つの心臓を持つことになります。全身への血液は患者自身の心臓と人工心臓のどちらからでも供給できますが，重症心不全である患者自身の心臓は，十分な血液を拍出することができないため，人工心臓が血流の大部分を担い，重症心不全患者でもほぼ正常な循環を維持することができます。

二七一名の患者のうち二〇二例は体内に血液ポンプ

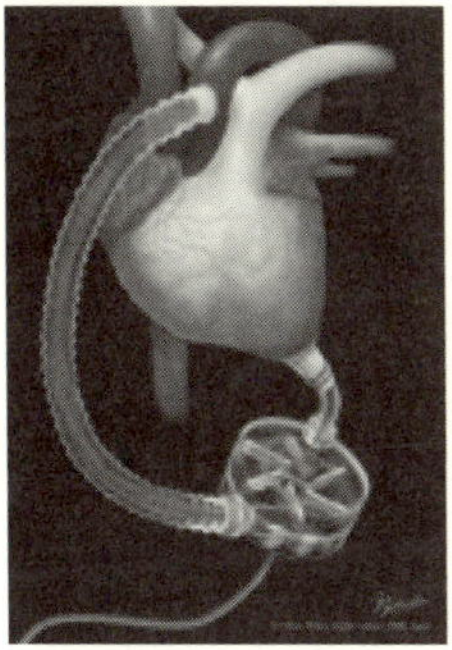

写真7　補助人工心臓〔日本人工臓器学会編：人工臓器イラストレイティッド，はる書房（2007）より〕

を植え込む型（DuraHeartとEVAHEART（どちらも後述））で、六九例が体外に血液ポンプを設置する型（ニプロ補助人工心臓）です。おもな使用目的は心臓移植までのつなぎです。すなわち、重症心不全患者は薬の治療だけでは十分な血液循環を維持できず、心臓移植までの平均三年間を待つことができません。そこで補助人工心臓を植え込み、全身循環を維持して移植まで待機しています。二〇一一年二月末までに九五例の心臓移植が行われていますが、じつにそのうちの八六例（九一パーセント）が補助人工心臓装着者に対する心臓移植でした。このように人工心臓は心臓移植医療にも不可欠なものになっています。

また、体内植込み型補助人工心臓装着患者の生活の質（QOL）は高く、多くの人がポンプを装着したまま退院して自宅で生活を送っています（大阪大学の例では、六一例中三五例（五七パーセント）が退院をしています）。さらに、体内植込み型補助人工心臓装着患者は長期生存しており、五年以上生存している人もいます。また仕事への復帰をした人もいます。このように人工心臓は重症心不全の治療に不可欠な治療手段となっています。

人工心臓のしくみと材料

全人工心臓

人工心臓には患者自身の心臓を残したまま人工心臓を取り付ける補助人工心臓（写真7）と、患者自身の心臓を切除して人工心臓を植え込む全人工心臓があります。

　空気圧駆動式の全人工心臓を図26に示します。人工心臓は左心室用と右心室用の二つの血液ポンプからなります。患者の心房は残して心室を切除し、血液ポンプの流入口を心房と縫い合わせます。血液ポンプの出口には布製の人工血管がつながっており、人工血管を大動脈と肺動脈に縫い付けます。血液ポンプは血液と接触しても血液が凝固しにくいポリウレタンの高分子材料からできています。ポンプの中には薄いポリウレタン膜があり、膜によって血液室と空気室に分かれています。空気室に空気を出し入れすることによりポリウレタン膜を往復運動させます。この膜の往復運動により血液室に血液が流入、流出することになります。ポンプの入

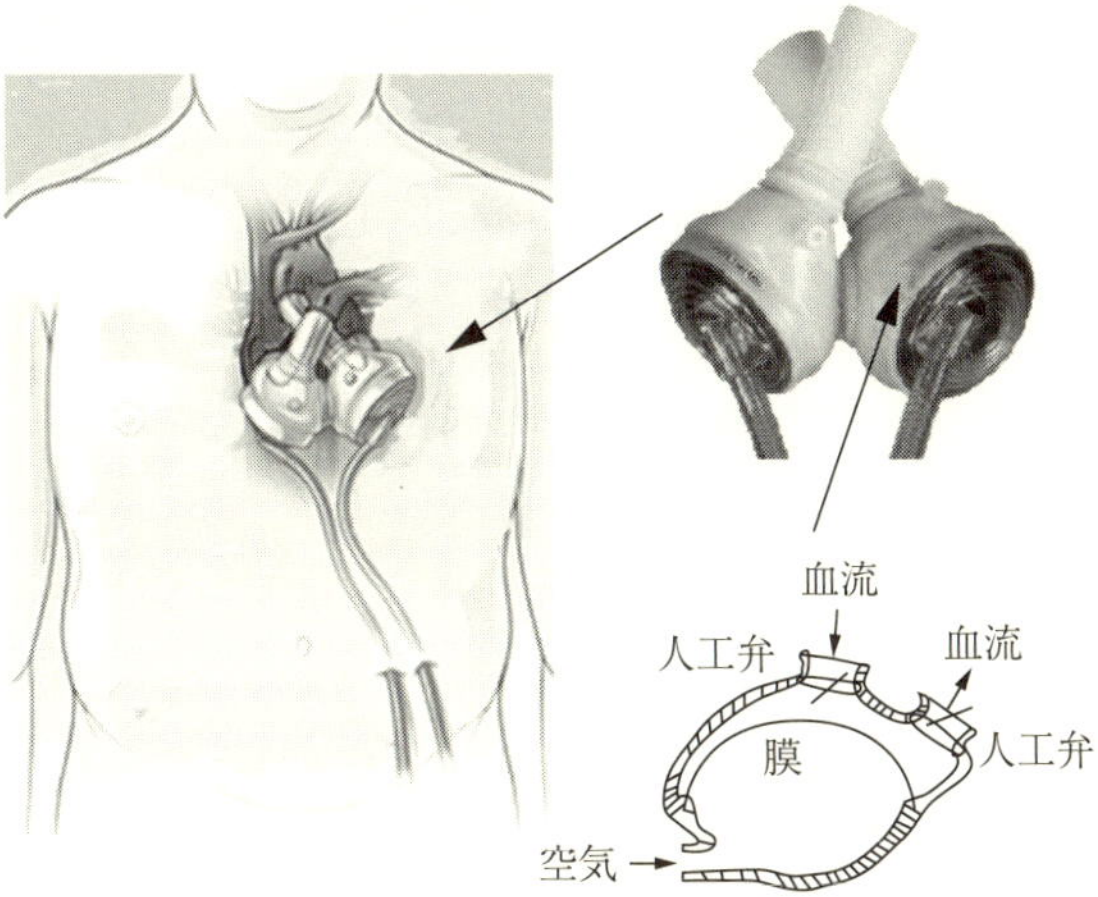

図26　空気圧駆動式全人工心臓〔http://www.syncardia.com/media/multimedia-resources.html（2014年1月現在）より〕

口部と出口部にはそれぞれ人工弁が取り付けられているため，血液は心房から動脈へ一方向に流れることになります。血流は自然の心臓と同じく拍動流になります。空気室に空気を出し入れするため，空気室にチューブがつながっており，チューブは皮下を通って腹部より体外に出て，冷蔵庫ぐらいの大きさの駆動装置につながります。このため患者の行動範囲は制約されます。

米国 SynCardia 社の空気駆動式全人工心臓は，二〇一二年一年間で一二五人の患者に植え込まれ，いままでに一〇〇〇人以上の患者に植え込まれています。最も長く植え込まれたのは一三七四日で，その後心臓移植を受けました。

図27に米国で開発された無線式全人工心臓システムを示します。また写真8には人工心臓を示しています。空気駆動全人工心臓は患者が体外にある駆動装置とチューブでつながっているため，患者の行動範囲が制約されたり，チューブの皮膚貫通部に感染がおこる問題があります。これに対して無線式全人工心臓は患者の行動が制約されず，また皮膚を貫通

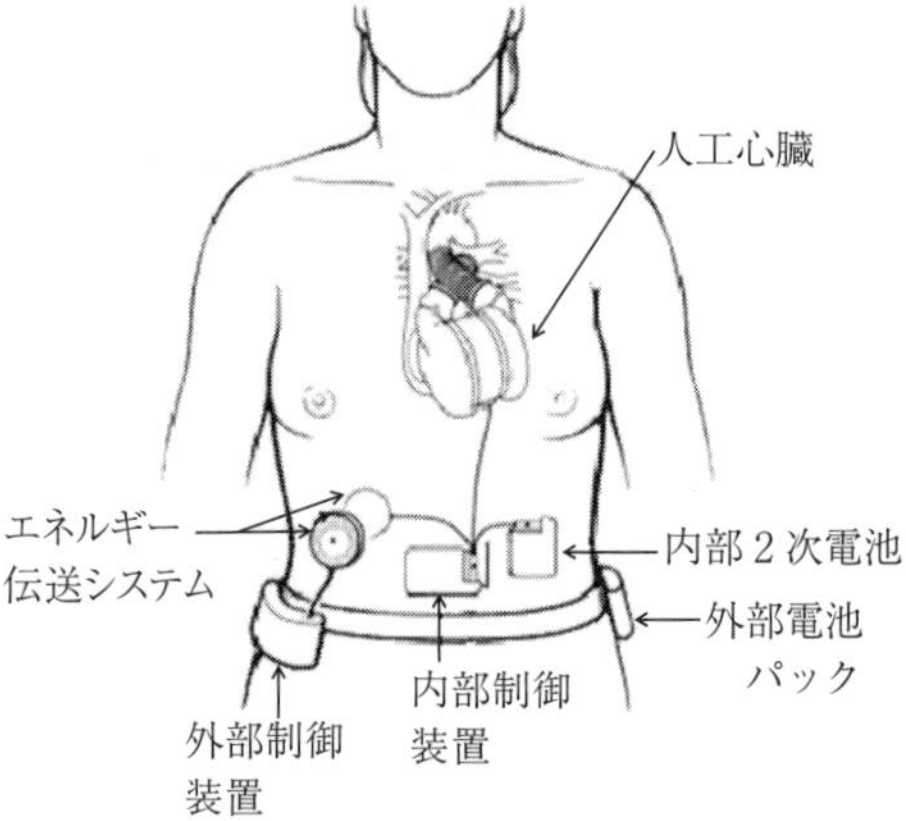

図 27　AbioCor 無線式全人工心臓システム

するチューブなどはありません。

この人工心臓はモータで駆動されています。人工心臓は左心室用と右心室用の二つのポンプからなっています。モータで遠心ポンプを駆動し，シリコンオイルを片側のポンプのオイル室から他方のポンプのオイル室に移動させることにより，膜で隔てられた一方のポンプの血液室へ血液が流入し（拡張期），他方のポンプの血液室より血液が駆出されます（収縮期）。これを交互に駆動することにより，左右の人工心臓より血液（拍動流）が駆出されます。モータは直流電流で駆動されます。直流電流は体外に携帯する電池（二組携帯し交互に使用しています）より体内へ無線で伝送されます。すなわち，体内にコイルを植え込み，体外の皮膚の上に置いたコイルとの間で電磁誘導にて体外より体内へ電力を伝送します。このため，患者の皮膚を貫通するワイヤやチューブはなく，感染の心配がありません。また，体内には予備の充電可能な電池が植え込まれており，患者がシャワーを使うときや皮膚を介する電力伝送が中断したときにモータへ電力を供給します。

このポンプは一四例の患者（通常の治療で余命一か月と診断された人）に植え込まれ，最長で二年間生存しました。しかし，ポンプ内での血栓形成に起因すると思われる神経障害が発生したため，現在は使用が許可されていません。

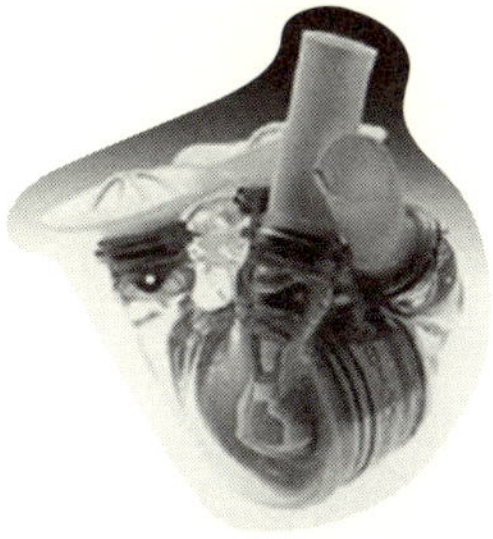

写真8　AbioCor 人工心臓〔Am. Heart J., 152(1), pp.4–10 (2006) より〕

連続流血液ポンプ　――DuraHeart

人工心臓には、生体の心臓と同じように拍動する流れを駆出する拍動型人工心臓（拍動流ポンプ）と、水道の流れのように連続する流れを駆出する連続流型人工心臓（連続流ポンプ）があります。最近多く使用されているのは連続流ポンプです。これは、連続流ポンプは小型であること、人工弁を必要としないことなどの利点があるからです。

DuraHeart は遠心ポンプで、容積一八〇ミリリットル、重さ四〇〇グラムの小型ポンプです（写真9）。体外に携帯する電池の電気エネルギーを皮膚を貫通するワイヤで体内に送り、血液ポンプを駆動します。遠心ポンプは羽根車を高速で回転させ、その遠心力で血液の圧力を高め、血液を駆出します。ポンプは生体内で安定性の良いチタン金属製です。ヨーロッパで八二例〔二〇〇四年一月から二〇〇九年五月〕に使用され、平均の使用期間は三一〇日で、五年以上使用している患者もいます〔二〇一一年七月現在〕。また、日本でも三一例使用されています〔二〇一三年六月現

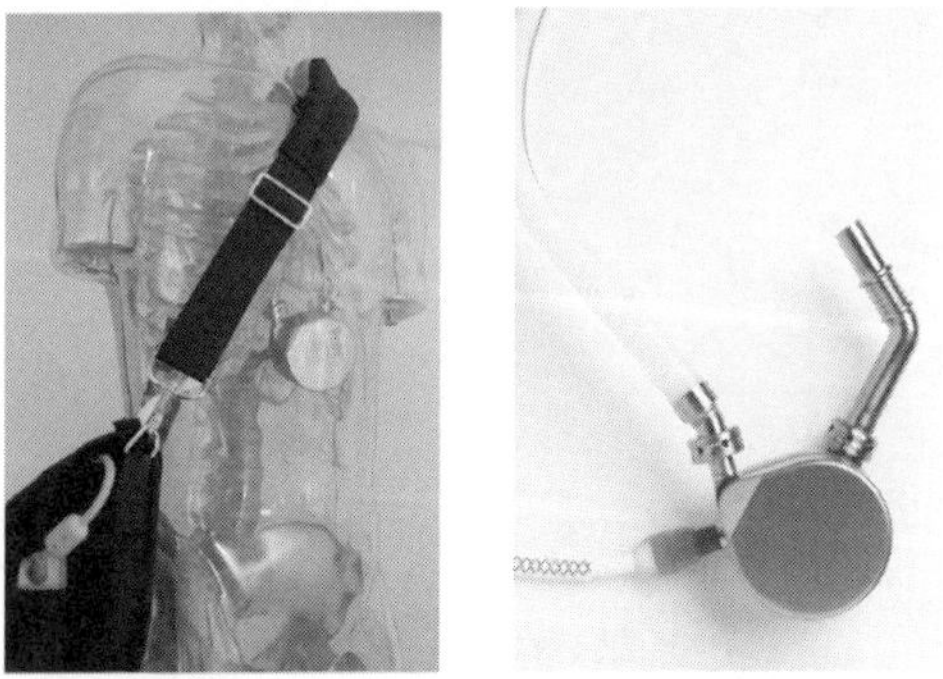

（a）　補助心臓システム　　（b）　血液ポンプ

写真9　DuraHeart 補助心臓システム
〔写真提供：テルモ株式会社〕

在」。ポンプの価格は約一八〇〇万円です。

　このポンプの特徴は回転する羽根車が磁気浮上技術によって浮上しながら回転する点です。羽根車の軸方向位置および二方向の傾きを磁気的に制御し、羽根車を浮上させ、機械的に非接触で回転させます。機械的に接触するところがないため、優れた耐久性が期待されます（図28）。また、機械的に接触する部分がないことから、血液が凝固したり（血栓）、赤血球が壊れたり（溶血）する可能性が小さくなっています。

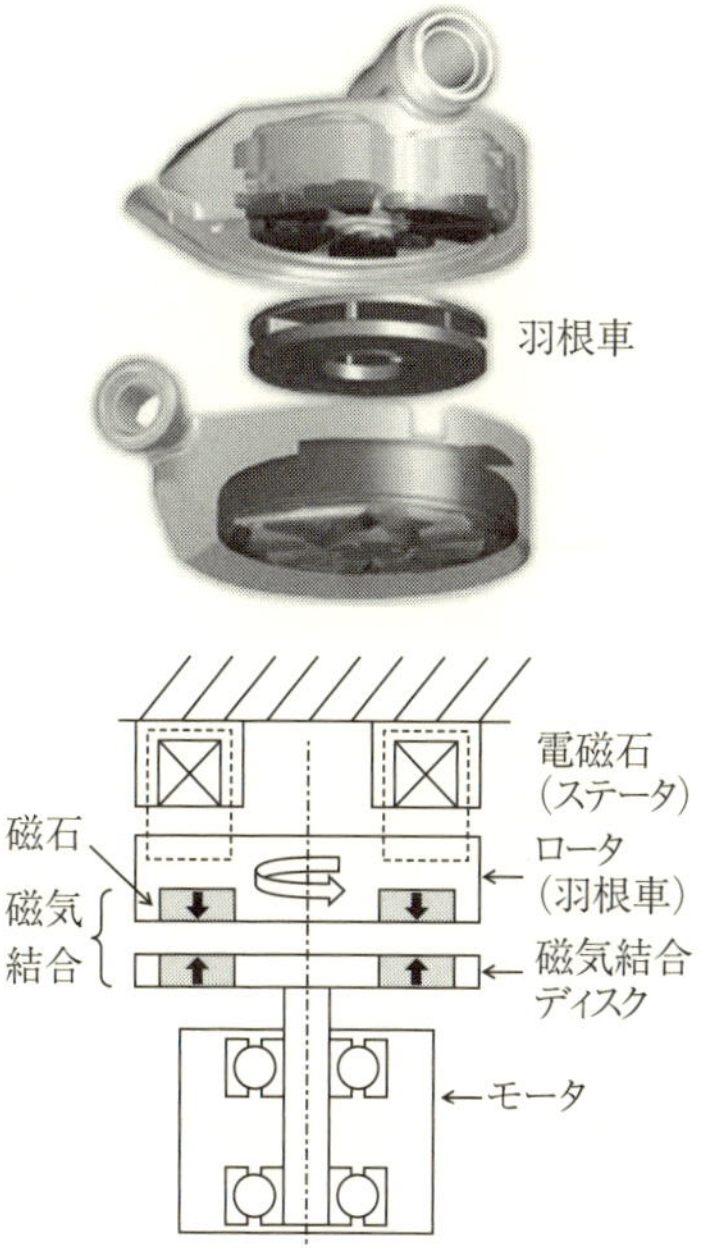

図 28　磁気浮上システム〔http://www.terumoheart.com/us/index.php/medical-professionals/how-it-works（2014 年 1 月現在）より〕

連続流血液ポンプ ―― EVAHEART

もう一つの連続流ポンプは写真10に示すサンメディカルのEVAHEARTです。このポンプも遠心ポンプで、容積一三二ミリリットル、重さ四二〇グラムの小型のポンプです。体外に携帯する電池の電気エネルギーを皮膚を貫通するワイヤで体内に送り、人工心臓を駆動します。日本で九五例に植え込まれました〔二〇一三年六月現在〕。平均の使用期間は八八五日〔二〇一〇年六月現在〕で、一〇〇〇日（約五・五年）を超えた患者もいます〔二〇一〇年一〇月現在〕。また患者の中にはポンプを付けたまま仕事に復帰した人もいます。ポンプの価格は約一八〇〇万円です。

このポンプの特徴は回転軸の血液シールに、独自に開発したCool-Sealシステム（循環冷却システムを用いた低温度メカニカルシール）を使用していることです（図29、30）。

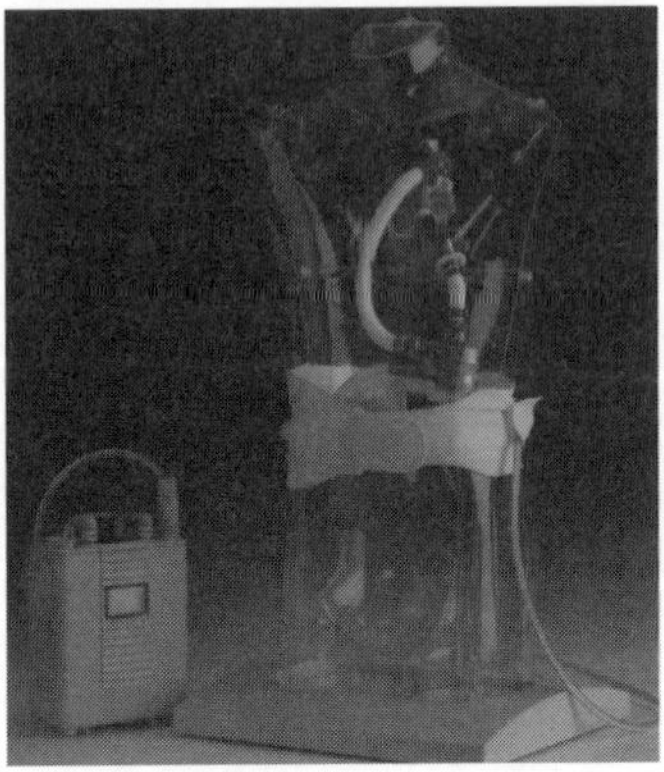

（a） 補助心臓システム

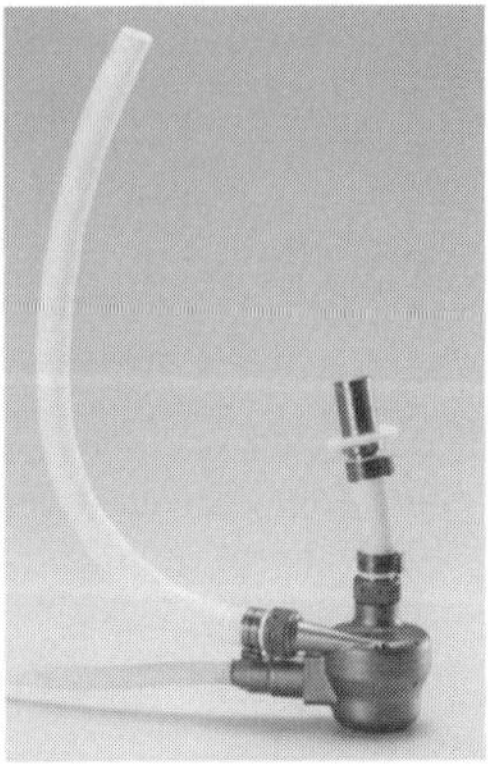

（b） 血液ポンプ

写真10 EVAHEART補助心臓システム
〔写真提供：サンメディカル株式会社〕

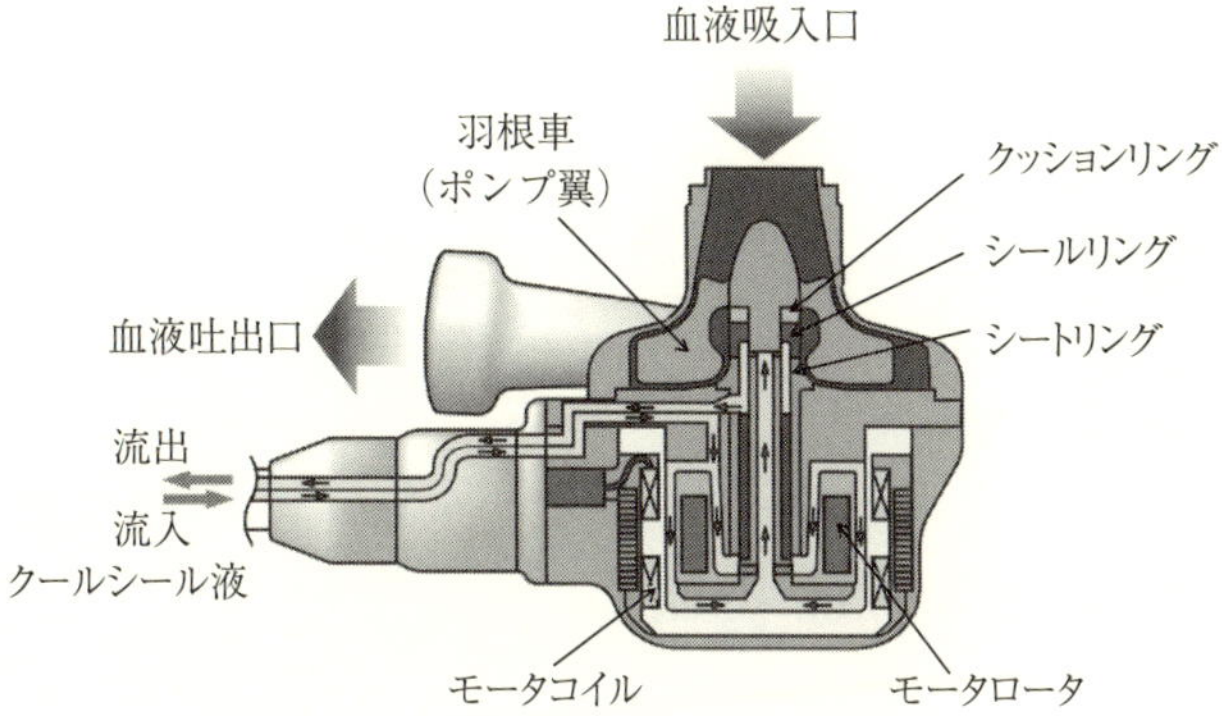

図 29　EVAHEART 遠心ポンプの構造模式図
〔図版提供：サンメディカル株式会社〕

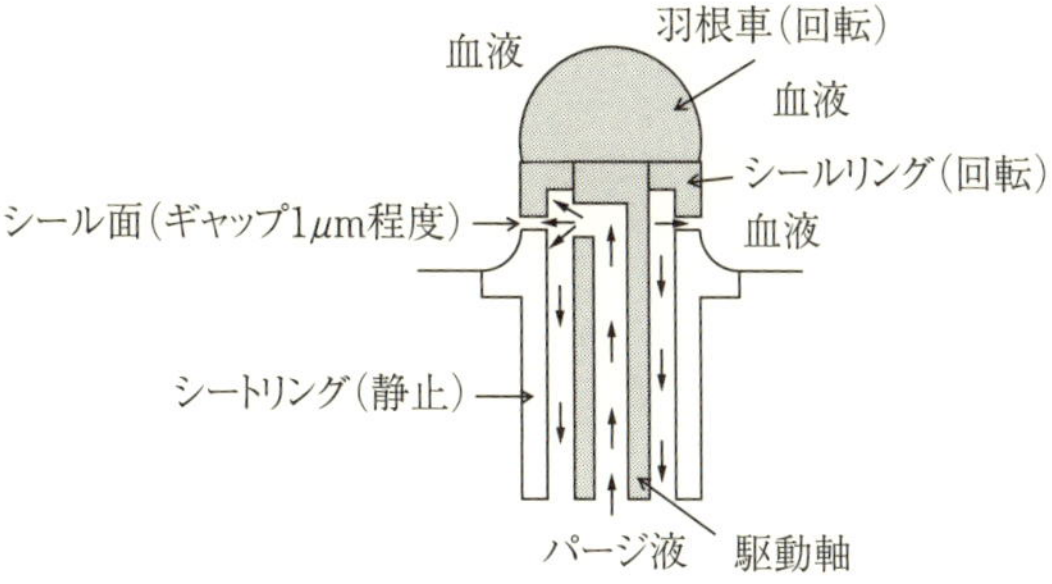

図 30　Cool-Seal 構造模式図

高速で回転する羽根車はモータ軸と直結されています。このためモータ軸とポンプ血液室の間にはわずかな隙間があり、この隙間からの血液の漏れを防ぐためにシールを使用しています。このシールでは、回転する面と静止している面相互の滑り合う面の内側に冷却水（純水）が循環し、血液タンパク成分の熱凝固を防ぎ、シール部を清浄に保つため、良好なシール機能が長期間維持できます。この循環冷却システムはポンプ駆動モータも冷却するため、植込みポンプの発熱問題も同時に解決されています。冷却水は体外コンソールの限外濾過フィルタにより不純物固体を取り除くため、つねに無菌的衛生的に保たれ、水の消費もほとんどないため、メンテナンスは六か月ごとに行う程度で十分です。

ポンプ寿命を決定する重要な要素である軸受には、ファインセラミクス（SiC）の動圧軸受を用いています。この軸受はロータ（回転部）の回転によって発生する動圧により、ロータがステータ（固定部）と非接触的に回転するため、磨耗がほとんど起こらず半永久的な寿命を持っています。

最近の人工心臓の開発状況

最近新たに開発しようとしている人工心臓にはつぎのようなものがあります。

連続流ポンプによる全置換人工心臓——脈のない人類の誕生

現在ヒトに使用されている人工心臓は、ほとんどが左の心臓（左心室）を補助する連続流人工心臓です。しかし、患者の中には右の心臓（右心室）の機能も低下している症例もあり、左右両方の心臓を補助する必要があります。このような症例では、不全心臓を切除し人工心臓で置換する治療が行われます。従来はこの目的のために、拍動型全置換人工心臓が使用されています。しかし、拍動型人工心臓は構造が複雑で、大型になる問題がありました。そこで最近では、小型で人工弁を必要としない連続流ポンプで心臓を置換しようとする研究開発が行われています。これが完成しますと人類発生以来初めて脈のないヒトが誕生することになります。図31に連続流全置換人工心臓の例を示します。

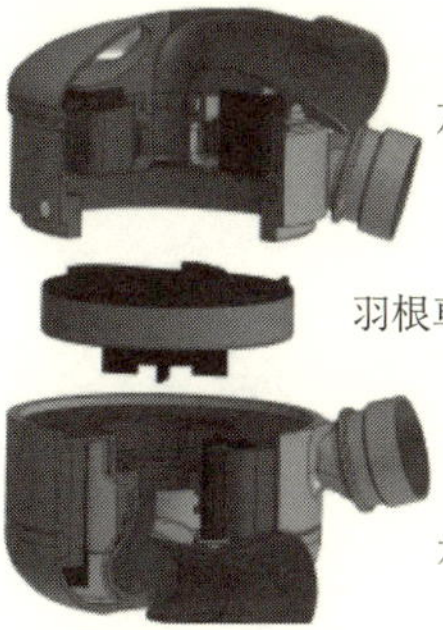

図 31　連続流全置換人工心臓
〔図版提供：BiVACOR Inc. USA〕

小児用人工心臓

従来の臓器移植法では臓器提供の意思を表示できるのは一五歳以上の人に限られていました。このためわが国では一五歳以下の移植はできず、海外での移植が行われていました。そこで、二〇一〇年七月に臓器移植法が改正になり、本人の意思が不明のときでも、家族の承諾が得られれば臓器移植が可能となり、一五歳以下の人の対しても移植できることになりました。

しかし、一五歳以下の臓器提供者はきわめて少なく、現在までに三例のみにすぎません。そこで二～二五キログラムの小児の先天的、後天的心疾患の循環補助を目的に、小児用の人工心臓の研究開発が行われています。きわめて小型のポンプにする必要があるため、連続流ポンプが使用されます。図32に小児用人工心臓装置の例を示します。

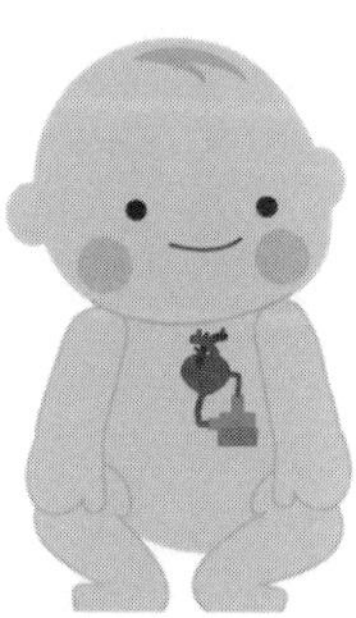

図 32　小児用人工心臓

〔三田村好矩〕

4　医療に使われている機器・技術

診断用医療機器 —— 医療機器

医療機器とは

医療機器とは、人体への使用を基本とし、主としてあらゆる計器、機械類、体外診断薬、物質、ソフトウェア、材料やそれに類するもので、その使用目的が、疾病や負傷の診断、予防、監視、解剖学または生物学的な検査など、生命の維持や支援に用いられるものとされます。二〇〇五年四月から厚生労働省が医療機器という名称を与え、使用し始めた言葉です。以前は医療用具という名称が使用されていました。医療機器は、大きく分類すると、診断用機器、治療用機器、そのほかに分けられます。その中でも診断用機器は、内視鏡、X線CT、MRI（磁気共鳴画像装置）、現在最も使用頻度が高い超音波診断装置（写真11）などに代表され、心臓などの人体内部の状態を観察するために用いられます。治療用機器は、カテーテル、心臓ペースメーカー、狭くなった血管を広げるためのステントなど、治療の際、人体に直接接触することによって用いられるものです。そのほかの医療機器は前記以外の広範にわたるものであり、家庭用マッサージ器などの家庭用医療機器、コンタクトレンズ、歯科材料、手術用手袋なども例としてあげられます。これまでに、先端技術を用いた診断、治療用機器が研究開発され、医療の発展に多大な貢献をしてきています。

歴史的に見た診断用医療機器

歴史的に見て世界で最初の診断用医療機器は、一五九五年にオランダのメガネ師のハンス・ヤンセンと息子のツァ

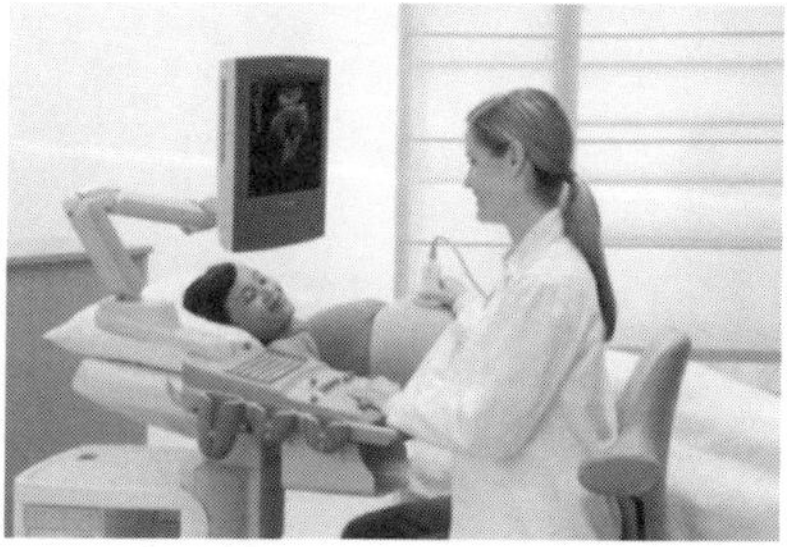

（a） 日常診療で最も使用されている超音波診断装置

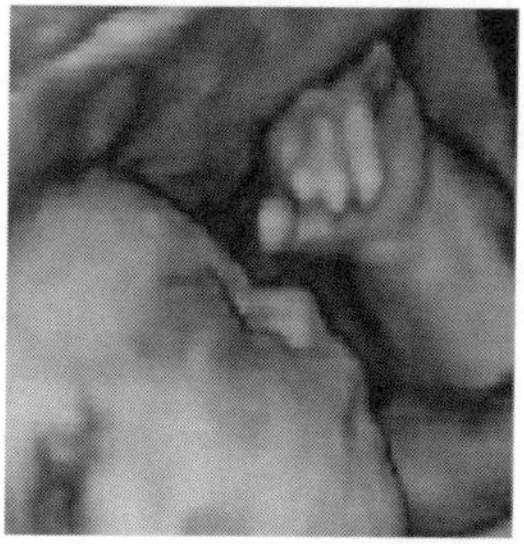

（b） 妊婦さんのお腹の中の赤ちゃんの顔と左手

写真 11 超音波診断装置

ファリアス・ヤンセンが考えた顕微鏡と考えられます。これは、レンズを二枚重ね合わせたもので現在からすれば本当に単純なものでした。さらに、オランダのレーウェンフックが一六七四年に大きな曲率でガラス球の凸レンズを磨き、これを金具の先端に取り付け、ねじを調節して物体の位置とレンズの焦点を調節できる単式顕微鏡を発明しました。倍率は約二七〇倍以上あり、分解能は一・四マイクロメートルであったと言われています。この顕微鏡によってバクテリア、原生動物のツリガネムシ、人間の精子、カエルの毛細血管中での血液の循環、筋肉の縞模様、赤血球構造なども観察されました。

つぎに一六一二年に、イタリアの医師サントリオは、人間は、死んでしまうと冷たくなるので、「体温が保たれているのが生きている証」と考え体温計を発明しました。サントリオの体温計は、蛇行するガラス管の一方を球型に加工し、もう一方を水入りの容器に入れるという単純な構造のものでした。ガラス球を口に含むことで内部の空気が膨張し管内の水位を押し下げる度合いを目盛りで読み、それで体温を測りました。それまでは手のひらの感覚だけで体温を推測していましたが、サントリオは数量的に体温を表しました。

さらに一八一六年のフランスの医師ルネ・ラエネックは、子どもが木の棒の端に耳を当てて遊んでいるのを見て、聴診器を発明しました。これは、物体の表面に接触させ、内部から発生する可聴域の振動を増幅させて聞く道具であり、聴診の道具の一つとして発達し、心臓、肺、血管などが発生する音を聞くのに用いました。それまでは、直接皮膚に耳を当てて音を聞いて、心臓疾患などの病状を直接的に診察していました。これに対して、ラエンネックは、一本の筒形の木を利用してできた単純な聴診器でしたが、その精度は従来の診察法よりはるかに確実であったことから、大きな反響を呼ぶこととなりました。ギリシャ語で「ステート」が胸の意味であるために、いまでも医療現場では聴診器のことを「ステート」と呼んでいます。その後ドイツ人の医師トラウベがより音を大きく聞くために、患者の皮膚にあてる部分を大きくしたじょうろ型の聴診器を開発し、一八二九年には胴体の部分がゴム管となった聴診器が開発されました。

このように、顕微鏡、体温計、聴診器の三つは、ヨーロッパで一六世紀末から芽生えた技術で、古典的で単純な診断用医療機器と考えられます。

近代診断用医療機器の幕開け

一九世紀の終わりから二〇世紀初めにかけて、X線（一八九五年）、血圧計（一八九六年）、心電図（一九〇三年）が開発されました。現在まで一〇〇年以上もの間使用され、活躍している医療機器であり、医学への貢献度は計り知れません。

X線は、ドイツに生まれたレントゲンが一八九五年、ヴュルツブルグ大学の実験室で、電気が流れるとき、マイナス側の極から出る電子の流れ、つまり陰極線の実験から、放射線を発見しX線と名づけました。レントゲンの論文は、「薄い手の陰に比べて、手の骨格の影がより濃く撮影できる」という内容でしたが、その実験モデルが、最愛の妻の右手で、その安全性をアピールしました。それまで、人体の内部組織を死者の解剖で観察してきた医学者たちが、生きた内部組織として観察することが可能となり二〇世紀の医学の発展に大きく貢献しました（図33）。このX線の発見は、のちに、第一回のノーベル賞を受賞しました。

イギリスの医師ウィリアム・ハーヴェイが、血液が循環していることを発見（一六二八年）して以来、血圧という概念が生まれました。血圧とは、心臓のポンプ作用によって全身に血液が送り出されるとき、血管に与える圧力のことです。ゴムボールを指で押したり放したりすると、中の圧はそれに応じて連続して上昇したり下降したりします。血管の内圧も心臓が収縮するとき、拡張するときで変動し、心臓が収縮して縮むと左心室から血液が全身に送り出され、流れ込んだ血液によって血管は押し広げられ、血管に対する圧力は高くなります。このときの圧がいわゆる上の血圧のことで「最高血圧」または心臓が収縮したときの血圧ですから「収縮期血圧」とも言います。その後に心臓が拡張して血液が血管内へ送り出されてい

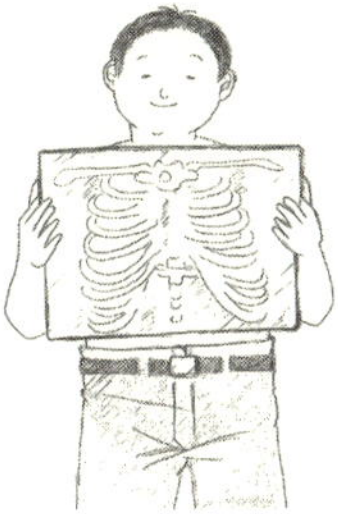

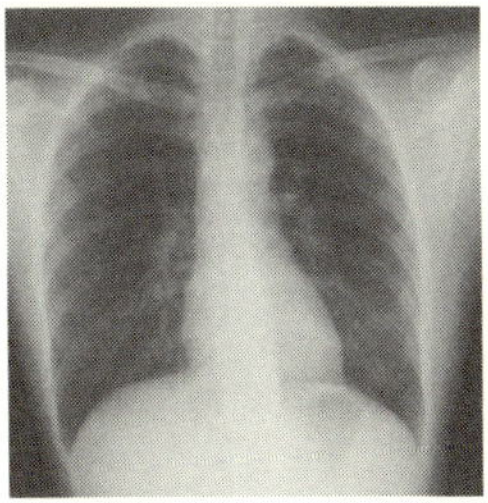

図33　胸部レントゲン写真

ないときの低い動脈内圧を「最低血圧」または心臓が拡張したときの血圧ですから「拡張期血圧」と言い「下の血圧」とも呼ばれています。高血圧は動脈硬化に伴って起こる脳卒中や心臓病の重要な危険因子となるため、血圧はこれらの病気を予防するうえで重要な指針になります。一七三三年にイギリスのステファン・ハーレスが馬の頸動脈にガラス管を挿入して血圧の測定を試みました。このように当時の血圧測定は大変難しいものでした。さらに、一〇〇年以上経った一八九六年にイタリアの病理学者リヴァ・ロッチが上腕にカフ（腕帯）を巻きつけて橈骨《とうこつ》動脈（手首にある動脈）の触診によって血圧を測る方法を発明し、さらに一九〇五年にロシアの外科医コロトコフが上腕動脈（肘の部位にある動脈）で特殊な音（コロトコフ音）が聞こえることを発見して聴診法による血圧測定法を編み出しました。一九三〇年代になってその有用性が認められて世界に広まり、いまでは多様な血圧計が開発されて家庭にも普及しています。

二〇世紀始めに開発されたのが心電図（一九〇三年）で、当時は、部屋を二つ占領するような巨大な装置であったそうです。電気学という学問が研究されるようになったのは一六〇〇年頃からで、生理学分野に電気が応用されるようになったのが一八世紀の後半のことです。イタリア人医師ガルヴァーニが、カエルの坐骨神経を電気で刺激すると筋肉が収縮することを発見し、神経刺激は電気によるものではないかと考えられるようになりました。心臓に電気活動があることは、一八五六年にコリカーとミュラーによる実験で証明されます。坐骨神経がついた状態のカエルの後ろ足を用意し、坐骨神経の断端を拍動している心臓に載せると、神経を電気刺激するのと同じようにカエルの筋肉が収縮しました。心臓に電流が神経を介して伝わり、筋肉が収縮したわけですが、微弱な心臓の電流が検出できたのは、筋肉という天然の優れた増幅装置がついていたからです。つぎにどのようにすればヒトの心臓の電気活動を記録することができるかが問題となります。そのために必要だったのが、微弱な電流を捉える電流計です。一九世紀後半に大西洋の海底ケーブルが計画された際に、微弱な電流を増幅させる技術が開発され、これが現実のものとなります。一九〇三年オランダ人生理学者アイントホーフェンが、電流を電線の動きに変換し、その動きを六六〇倍に拡大し、フィルムに投影することで初めて心臓の電気活動を記録することに成功します。このとき〇・一マイクロボルトの振幅を一ミリメートルに、フィルムの移動速度を毎秒二五ミリメートルにしたことは、現在の心電図にそのまま受け継がれています。アイントホーフェンはこの業績によって、一九二四年にノーベル賞を受賞します。彼のつくった装置は重さが三五〇キログラムもあり、記録するのには、五人の人手が必要という大掛かりなものでした。研究室からは運び出すこともできないので、大学病院との間に一五〇〇メートルもの電線を敷いて信号を送ったとのことです。いまでは装置そのものが非常にコンパクトになり、簡単に計測可能となりました。

生命兆候（動き）を観察する機器

生命の証を測定することは、「心臓が動いている」、「胸郭が上下し呼吸をしている」などの生命兆候を捉えることです。心臓と肺の動きの両方を検出できる医療機器で、最も小型軽量である装置がパルスオキシメータという装置があります（写真12）。測定原理は、赤い光を指先に当てて動脈血が赤いかどうかを判定します。酸素を多く含んでいる血液に赤い光を当てると多くの光が通過し、酸素が少ないと光の通過が少ない性質を利用して酸素濃度を計測します。操作方法も簡単で、指を数秒間測定部位に触れるだけで血液中の酸素濃度を測定することができ、拍動する動脈血で測定するために脈拍数も計測可能で、各医療機関のみならず救急の現場でも利用され、優れた機能を発揮しています。

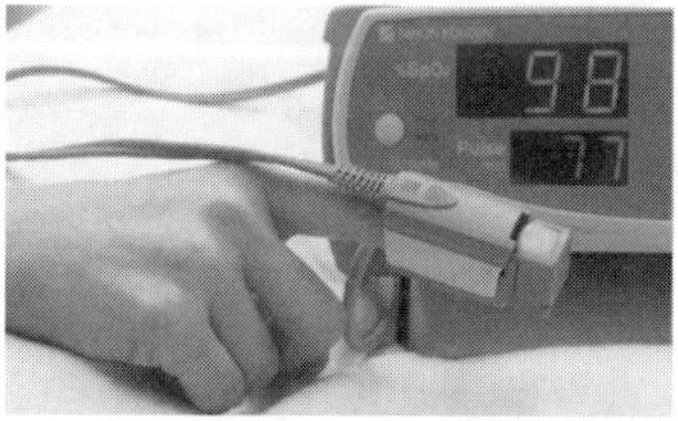

上段の数字 (98)：SpO_2 は酸素濃度を表し，
下段の数字 (77)：Pulse は脈拍数を表す。

写真 12　パルスオキシメータ

遠隔操作により生命兆候を捉える診断用医療機器

二〇〇四年一〇月の新潟中越地震の土砂崩れにより、自動車を埋め尽くした土砂の中から、九二時間ぶりに二歳の男児が救助されました。この救助活動においては「シリウス」という名の生命兆候探査装置が活躍しました（図34）。この装置は、無線により、電磁波を発して、跳ね返ってきたかすかな信号を捉えます。生きている人間の場合、心臓の動きや呼吸（肺の吸気、呼気による膨張あるいは収縮）はほぼ一定の周期で繰り返されるので、反射波にはわずかな位相のズレが現れます。これをコンピュータで周波数分析して被災者の生存を確認するのです。レーダと違って遠距離には使用不可能ですが、電磁波が届く二〇から二五メートルぐらいであれば土砂災害のように光も音声も届かないような現場や、被災者が意識を失っているような場合でも探査が可能です。シリウスという装置の名称は、全天で一番明るい恒星である「おおいぬ座」の首星シリウスにちなんだもので、シリウスの先端技術は、視界がさえぎられていても無線技術により人間の生死を遠隔判定することが可能であることです。

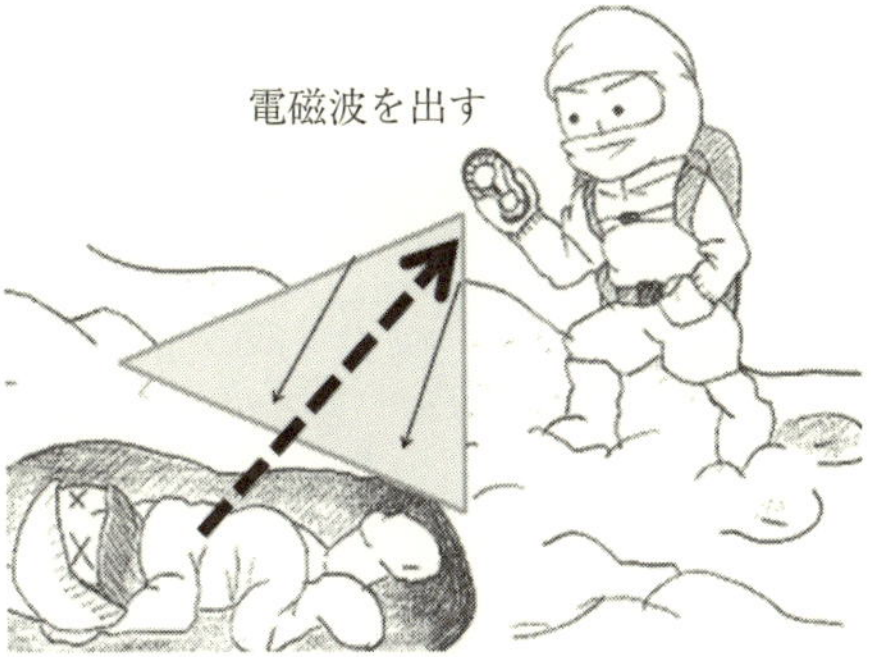

シリウスの原理：電磁波（実線）を発して跳ね返ってきた心臓，胸の動きの信号（点線）を捉える。

図34　生命兆候探査装置「シリウス」

実際の診療で最も使用される医療機器である超音波装置

生命兆候特有の心臓の動きを観察するために、医療界において使用頻度が最も高いのが超音波装置です。超音波技術を発展させたのは、氷山に衝突して沈没した一九一二年のタイタニック号の事故がきっかけになりました。水深や移動する水中障害物を発見する技術が世界的に求められるようになりました。ところが、光や電波は水中ではすぐに減衰してしまうため、利用することはできません。可能性として残ったのは音波です。音波とは、「音を出す物が振動することにより、その周囲に伝わる波動」のことを言います。個人差がありますが、人間の耳に聞こえる周波数は、おおよそ三〇ヘルツから二〇キロヘルツ程度と言われており、これを可聴周波と言います。山岳地帯で「ヤッホー」と言う声がこだまとなって戻ってくるように、水中に発した音波は海底や水中障害物で跳ね返ってきます。その時間から水深や水中障害物までの距離が測定できるという原理は容易に理解可能かと思います。しかしながら、この可聴周波では、いろいろな方向に拡散して広がってしまうために、目標の位置を捉えるのが困難です。そこで二〇キロヘルツより高い周波数の音波、つまり「人間の聴覚器官では捉えられない周波数の高い音波」である超音波を利用しました。超音波をからだに当てると、組織の異なる部分で跳ね返り方が異なる。漁師さんが漁で使う魚群探知機もその原理を利用して海中の魚の群れを探します。同じように、からだに音波を当てて時間差で返ってきた音波を画像にすると（超音波の受信振幅で輝度変調し画像にする）体内の様子をみることが可能です（図35）。しかも、動いている経過をリアルタイムにみることができ、この医療機器を「超音波診断装置」と言います（写真11）。これまでに人体内部の鮮明な画像を映し出すためにさまざまな改良がなされてきています。特に、妊婦さんの定期健診でお腹の中の赤ちゃんの成長の様子が観察できるまでに進歩しています。からだを切ることも、X線などを当てることもなく、超音波装置で身体の内部をみることができるため、多くの医師が「日常診療で愛用している医療機器」となっています。

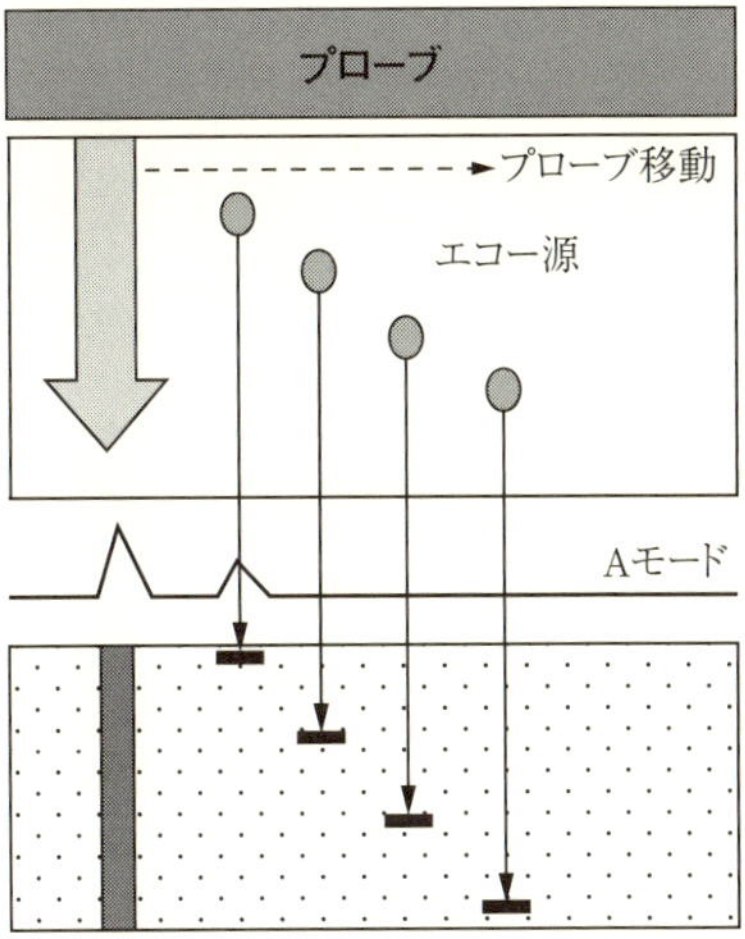

超音波装置の原理は超音波の反射振幅（Aモード表示）の信号強度を光度で表示して画像を作成している。

図35　超音波断層装置の原理

睡眠、疲労度合いなど単純な現象を診断する医療機器

世界に類を見ない少子高齢化が進展するわが国において、健康寿命を延伸させ、健康で安心して

暮らせる質の高い生活を実現することが重要と考えられます。そのためには、新薬の開発や再生医療のみならず、病気を早期に発見する先端技術を応用した高度医療機器の開発がきわめて重要です。前述した、血液中の酸素濃度が測定可能なパルスオキシメータや胃など消化器官の内壁を直接観察可能な内視鏡技術は日本人研究者により開発されました。現代の医療機関で使用されている医療機器開発は、一六世紀後半にヨーロッパで開花させ、その後二〇世紀に入りアメリカに移行してきますが日本の技術開発も目覚ましい発展を遂げてきました。しかしながら、その驚異的な医療機器開発の進歩にも関わらず、「痛みや疲労などの度合い」、「睡眠の深さ」など単純な現象を観察評価する技術開発は、ほとんど進歩していません。これは直接生死に関係しないと考えられてきたためですが、二〇〇二年八月乗用車を運転中の会社員が、対向車線をはみ出して走行し、対向車と正面衝突、対向車に乗車していた男女三人に重軽傷を負わせました。しかしながら、のちにこの運転者が睡眠時無呼吸症候群だとわかり、「被告（運転者）は睡眠時無呼吸症候群で、事故当時、予兆なく睡眠に陥っており、前方注視義務を果たすことができない状態だった」と過失を否定、無罪の判決となりました。また、翌年山陽新幹線の運転士が、居眠りをしたまま「三一キロ」運転し、岡山駅で緊急停車することがありました。幸い大きな事故に至りませんでしたが、のちにこの運転士が睡眠時無呼吸症候群と診断されました。「睡眠時無呼吸症候群」という聞きなれない病状が大きく報道され、この事件をきっかけに、日本でも睡眠時無呼吸症候群という病気が認識されて注目されるようになり、瞳孔の大きさなどによる睡眠の深さ、あるいは筋肉の疲労の度合いなどを計測することにより評価する機器開発が積極的に進められています。

生活に役立つ医療機器開発

医療機器は、それらが使用される場面や対象とする疾患に応じて要求が異なります。そのため、病気に罹患している数や今後の増加予測、治療法の違いなどを考慮し、開発に力を入れていかなければなりません。駅、学校など公共施設には、ＡＥＤ（自動体外式除細動器）が設置されるようになりました。現在最も一般の人が目にする診断と治療を兼ね備えた医療機器です。しかしながら、Automated External Defibrillator の略がＡＥＤであることを知る人は少ないかもしれません。しかしながら、倒れた人に遭遇したときにＡＥＤの意味がわからなくともＡＥＤが必要であることは認識されるようになりました。診断用医療機器は、「生命兆候を単純に観察するモニタリング」、「診断の高速、精密化」、「診断機器とその疾患治療の両方が可能な装置の開発」などに向けて必要な技術課題、機器の原理、種類が検討される必要があります。生命兆候を正確、迅速に観察し支援するための医療機器が一つでも普及することを心から願うものである。

〔森　晃・山崎　慶子〕

体内を可視化する医用画像——X線CTとMRI

病気の診断を行ううえで病変の検出や悪性度などの程度を知ることはとても重要です。それらの判断情報を画像として提供するのが医用画像診断装置です。その中でX線CT（Computed Tomography 以下CTと記します）とMRI（Magnetic Resonance Imaging）はまさしく体内を可視化する代表格で、全身どこでも断層画像や三次元画像を撮像できることが共通点です。それぞれの原理解説の前に比較の観点でCTとMRIの特質を述べます。

CTの長所は何といっても簡便に短時間に撮像できることです。個々の臓器単位では一秒以内から数秒、全身を一〇秒前後と高速です。また、分解能を表す画像の画素サイズは後述する検出器エレメントの大きさでほぼ決まり、一ミリメートル以下と高分解能です。したがって、短時間撮像を要求する救急医療用や高精度画像を必要とする心臓の冠動脈撮像用など広く利用されています。しかし、短所としてX線被曝は免れないことです。そこで現在、低被曝化のための技術開発がなされています。

一方、MRIの最大の長所はX線を使わずに臓器の軟部組織をコントラスト良く、しかも任意方向の断面を撮像できることです。また、CTが体内物質のX線減弱係数（後述）のみを画像コントラストとしているのに対してMRIでは複数のコントラスト・パラメータで数種類の形態画像から機能画像まで診断能を高める多彩な画像を提供できます。しかし、短所は撮像時間が一般には分オーダと長く、その実用臨床の撮像時間では分解能は頭部以外ではCTに比べて劣ります。

CT画像がつくられるまでの基本的なしくみ

現在の主流となっているCTの撮像方式は「多列検出器によるヘリカルスキャン」と呼ばれるものです。まず、その基礎となる一列の検出器による撮像原理（図36）について説明します。

図36(a)がCT装置の外観です。患者さん（以下、被検体と記します）が寝台にある天板上に横たわるとドーナツ状の架台の中心に向かってその天板が動き、所望の位置に挿入されて静止します。架台内部（図36(b)）にはX線を発生するX線管と被検体を透過してきたX線を検出するX線検出器が被検体を挟むように対向した位置にあります。そして、この架台全体が一秒間に二〜三回ものスピードで回転します。X線管から発生したX線はスリットを通ることで扇状の薄いX線ビーム面（ファンビーム）となり（図36(c)）、小さなX線検出器エレメントが一列に並んだ一列検出器に入射します。

X線ビームは体内の物質の組成（およそ物質の密度）に応じて減弱するので、物質は固有のX線減弱係数を持っていると考えます。したがって、X線検出器エレメントに入ってくる透過X線は透過してきた複数の物質の異なるX線減弱係数の程度を「足し込んで」きたものとなります。一列に並んでいるX線検出器エレメントが検出した透過X線量をプロットしたものが投影データ（ビューと言います）であり（図36(d)）、これはX線減弱係数を表したものとなるわけです。

ここで少し寄り道して、CT画像の画素の値として使用される「CT値」を説明しましょう。この値は前記のX線減弱係数に対応した値で、水のX線減弱係数を基準として、水でゼロ、X線を遮ることのない空気でマイナス一〇〇〇となるように物質のX線減弱係数を変換したもので、単位はHUです。空気の多い肺ではおよそマイナス七〇〇、肝臓などで五〇、密度の高い骨は

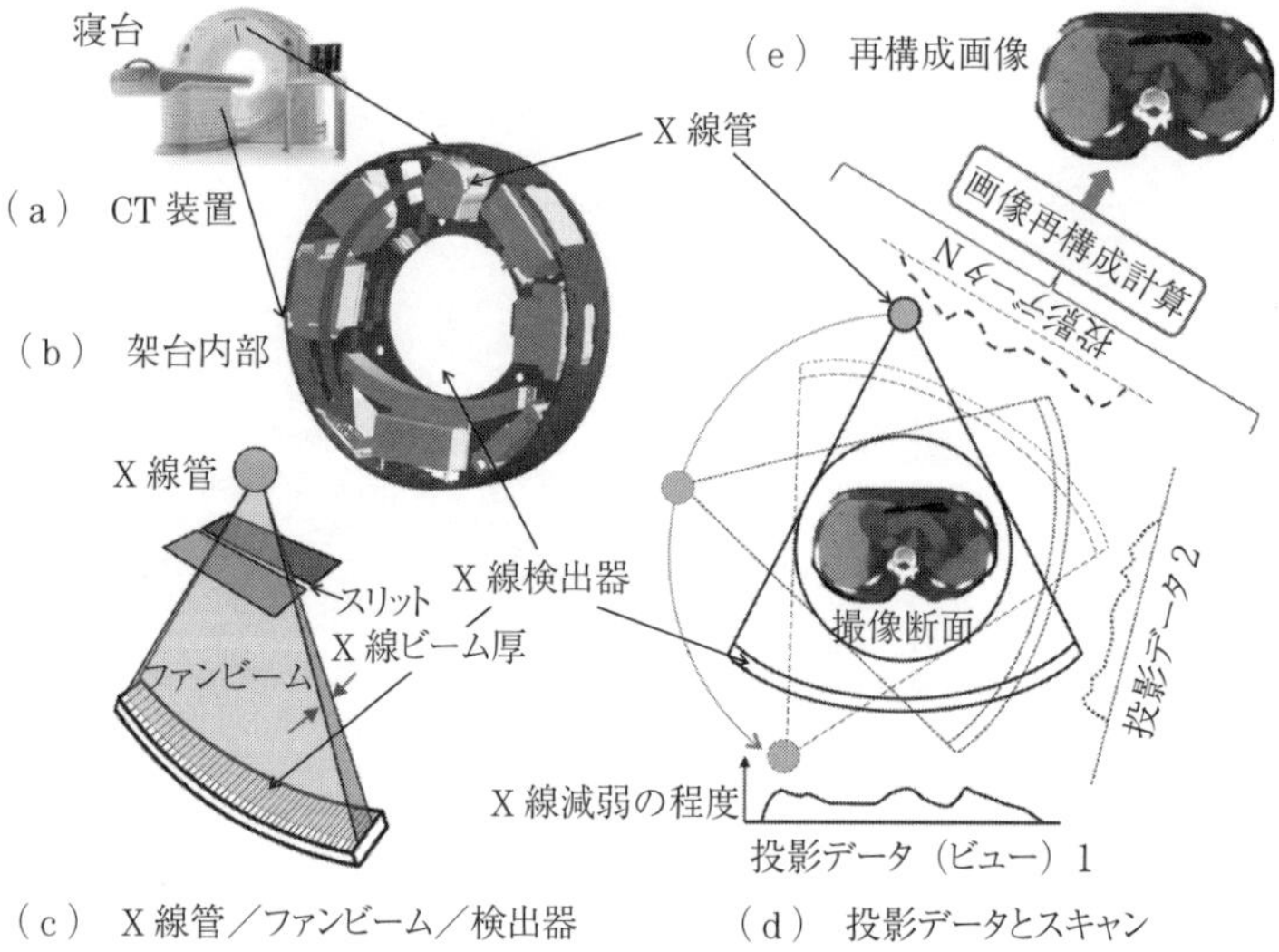

図36 CT装置と撮像原理

一〇〇〇程度です。

さて、図36(d)では三つのビューを示していますが、実際は架台が一回転中に二〇〇〇前後のそれぞれ異なる方向のビューが生成されます。このビュー生成を走査（スキャン）と言います。これら全方向のビューを用いて逆算によりファンビームが透過した横断面の画像をつくり出すことになります。この逆算を画像再構成と言い、その手法はいくつかありますが、ここでは最もよく用いられているフィルタ補正逆投影法と呼ばれる手法を説明します。

まず、以下説明を簡単にするために被検体は水の中の丸棒（図37）とし、ファンビームが透過する横断面が円となるように天板に置かれているとします。さらにファンビームを平行ビームと見立てると投影データは「板かまぼこ」のようになります。さて、単純逆投影は投影データの値を投影方向に沿って画像に足し込んでいく方法です（図38上段）。すなわち、投影データの一点は前記のようにビームに沿った被写体のX線減弱係数の総和なので、その線に沿う画素にその一点の投影データの値を加算していくという

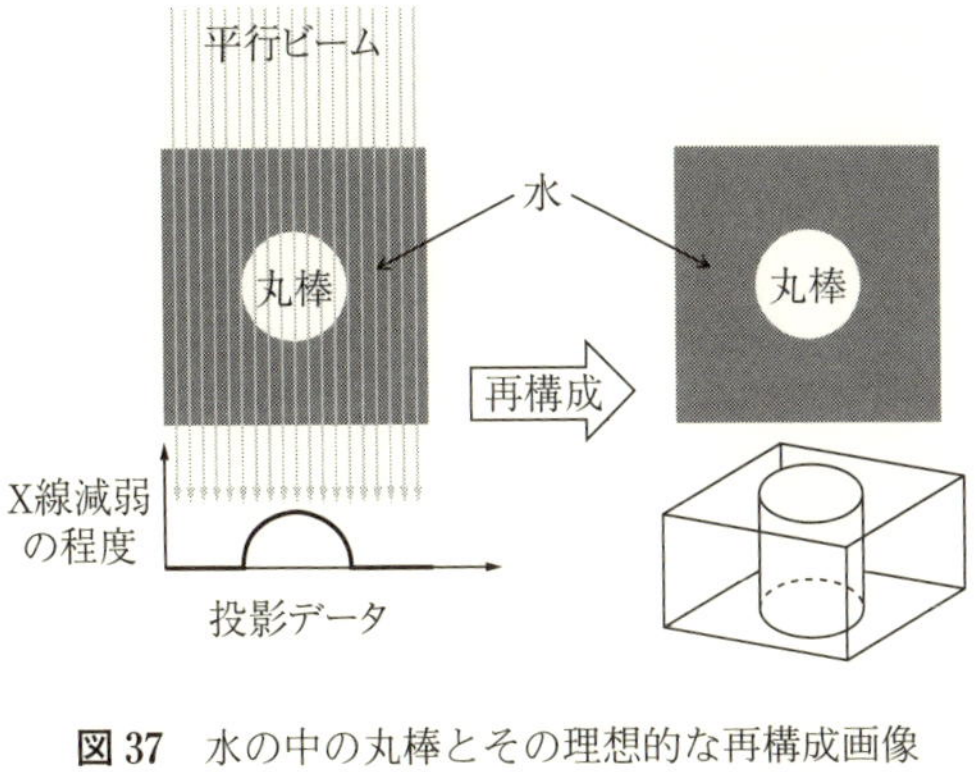

図37　水の中の丸棒とその理想的な再構成画像

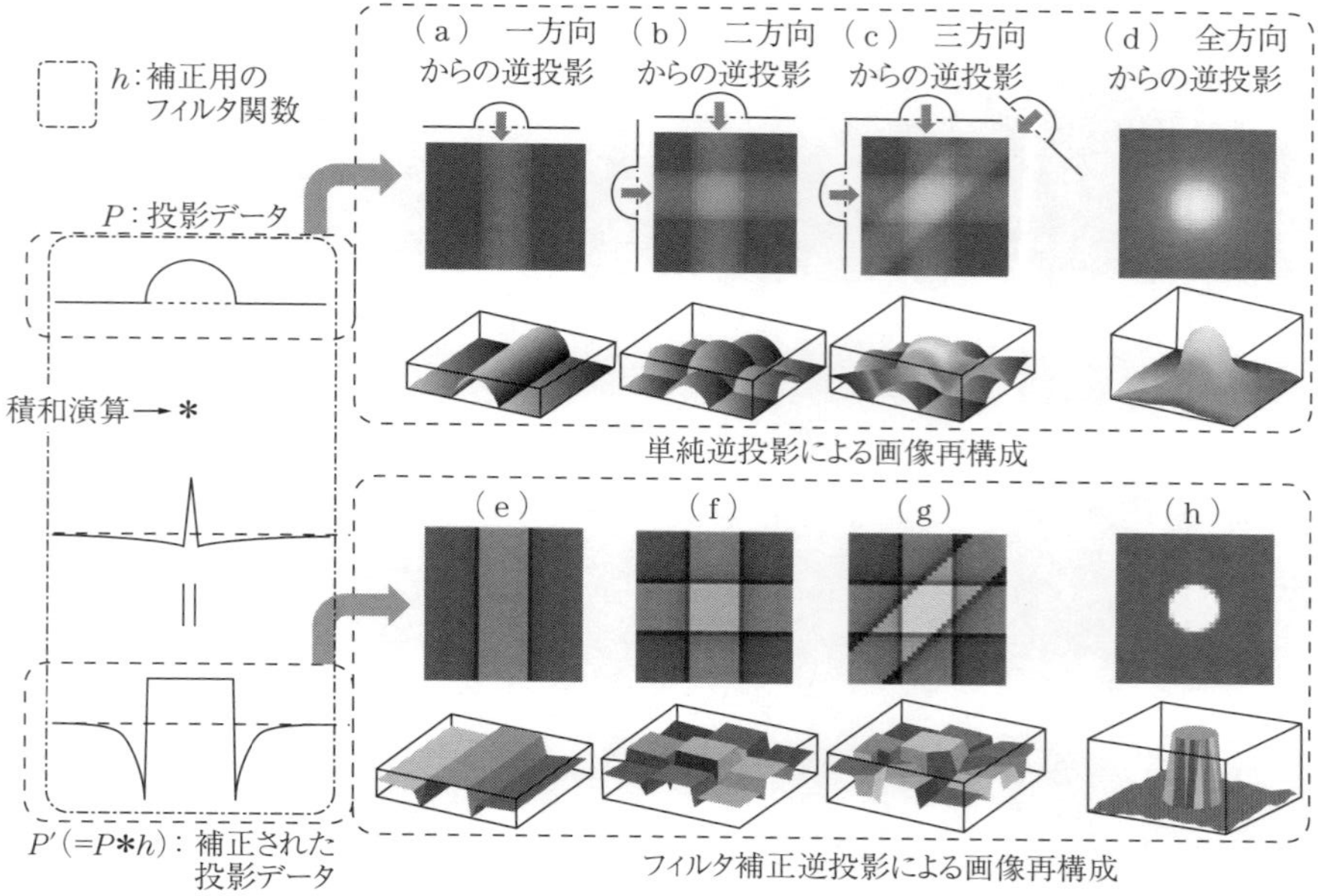
h：補正用の
フィルタ関数
P：投影データ
積和演算 → *
P′(=P*h)：補正された
投影データ
（a） 一方向
からの逆投影
（b） 二方向
からの逆投影
（c） 三方向
からの逆投影
（d） 全方向
からの逆投影
単純逆投影による画像再構成
（e）
（f）
（g）
（h）
フィルタ補正逆投影による画像再構成

図 38　画像再構成法

意味です。図38(a)は一方向目として真上からの投影データを初期値ゼロの面上に足し込んだもので、つぎに二方向目、三方向目と次々に角度を変えながら投影データを足し込んでいきます（図38(b)、(c)）。全方向についてさらに足し込みを進めると、最終画像は図38(d)となります。この画像では棒の存在はわかりますが、非常にボケた画像となってしまいます。

そこで、図38左側のように、前述のボケとは逆の性質を持つくさび状のフィルタ関数を逆投影する前に個々の投影データに作用させて（＊は掛け算ではなくコンボリューションと呼ばれる積和演算）、上段と同様に順次逆投影の角度を変えながら投影データを足し込んでいくと今度ははっきりとした棒に画像を再構成することができるのです（図38(h)）。

現在主流の多列検出器によるヘリカルスキャンとは

さて、架台が回転している間に、寝台の天板が一定のスピードで被検体を体軸方向（z方向）に移動させると（図39）、被検体から見たX線管の軌道は螺旋（ヘリカル）状になることがわかります。このヘリカル移動中にスキャンをすることから、ヘリカルスキャンと呼ばれます。ヘリカルスキャン中は一つ一つのビューが少しずつz方向にズレながら回転することになるので、これらのビューは一断面上ではなく三次元空間の中に配置されることになります。そこで、ある横断面の画像を得るために、その横断面上のビューを周辺のビューから補間し、その補間ビューに対して図38

下段で示したものと同様のフィルタ補正逆投影法を行います。つまり、ヘリカルスキャンのビューから任意の位置の横断面の画像が再構成できることになるわけですから、複数の横断面を設定して、そのおのおのの横断面画像を再構成することで複数の横断面画像からなる三次元画像が生成できることになります。しかし、薄いファンビームのままだと、ある臓器を短時間にスキャンしようとすると天板の送りスピードを上げなければなりません。結果として z 方向のビューのズレ量が大きくなることから再構成のための画像補間の精度が悪くなってしまいます。

そこで z 方向にX線検出器列を増やして（図40）、天板の送りスピードを上げても z 方向のビューのズレ量を小さいままにスキャンできる「多列検出器によるヘリカルスキャン」が登場しま

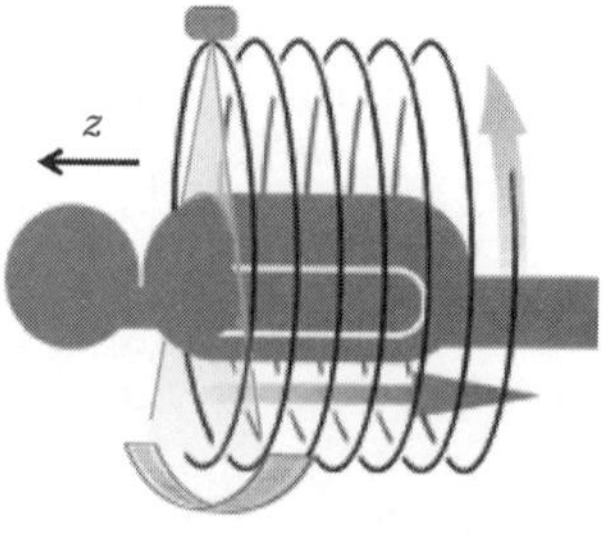

図 39　ヘリカルスキャン

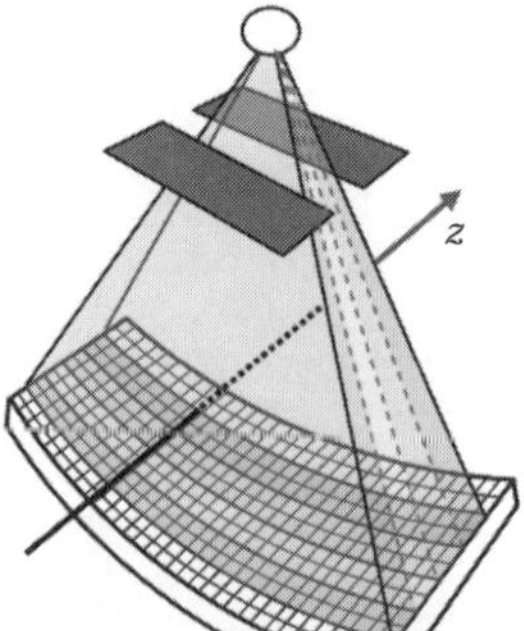

図 40　多列検出器

した。一度に多数のスライスデータを収集できるという意味でマルチスライスCTとも呼ばれます。多列数は開発された当初より二列、四列と倍々ゲームのように増え、上位クラスで六四列、最上位クラスで二五六列以上にまで達しています。このCT装置ではX線管のスリットはかなり広がり、X線ビームはもはや扇状ではなく円錐状となるため、コーンビームと呼ばれています。写真13に多列検出器ヘリカルスキャンによって得られた肺のCTの臨床画像を示します。これは肺気腫と呼ばれる疾患の例で、複数の横断面画像からなる三次元画像を用い、からだの正面から見た冠状断面を切り出して表示させたものです。

さて、同じX線を使っていながら胸部レントゲン写真と言われるX線画像では折り重なった骨な

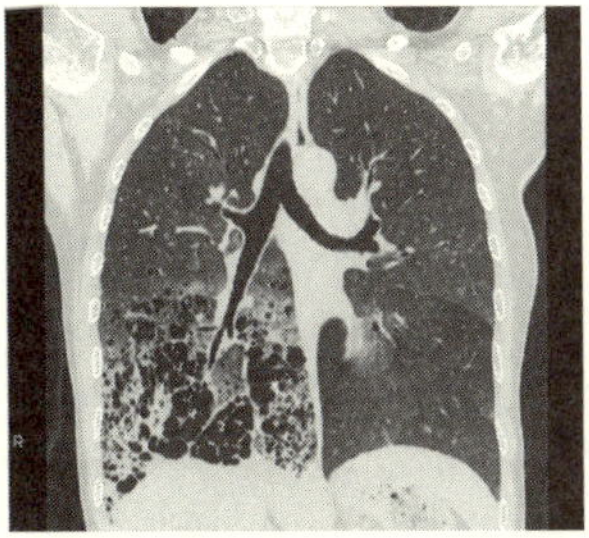

写真 13　肺気腫の CT 画像
〔写真提供：神戸大学〕

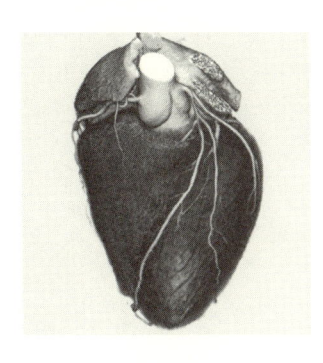

写真 14　心臓の CT 三次元画像
〔写真提供：藤田保健衛生大学〕

どが混在しているために肺の内部組織はあまり描出されません。それに対してCTでは再構成の原理で説明したように折り重なりを解きほぐしていることから肺組織が綺麗に描出されることになるわけです。この特質は心臓でも威力を発揮します。三二〇列検出器を有するCT装置ではコーンビームの架台中心での厚みが一六センチメートルにもなり、ヘリカルスキャンを行わなくても心臓全体を〇・二秒以内でスキャンできるようになりました。写真14はある瞬間の心臓の三次元画像を画像処理にて心臓部分のみを抽出し三次元表示したものです。

MRI画像がつくられるしくみの基礎となる磁気共鳴現象とMR信号とは

CTと外観がほぼ同じに見えますが、X線を利用せず、架台の回転なしでも三次元画像をスキャンできるのがMRIです。以下にその撮像原理を説明します。

MRIでは画像となるおもな対象は体内の水分子の中の水素です。水素の原子核は一個の陽子（プロトン）でできていることはご存知ですね。正の電荷を持っている陽子は自転していて、その電荷の回転から磁性が発生するので、方向性のある磁気モーメントを持つようになります（図41(a)）。MRI画像の画素サイズを例えば一ミリ角の立方体と考えたとき、その中にはかなり多くの水素が入っていることになります。もし、外部に静磁場がないとおのおのの磁気モーメントの方向はバラバラですが（図41(b)）、静磁場があるとその方向に対してある角度だけ倒れてコマのように

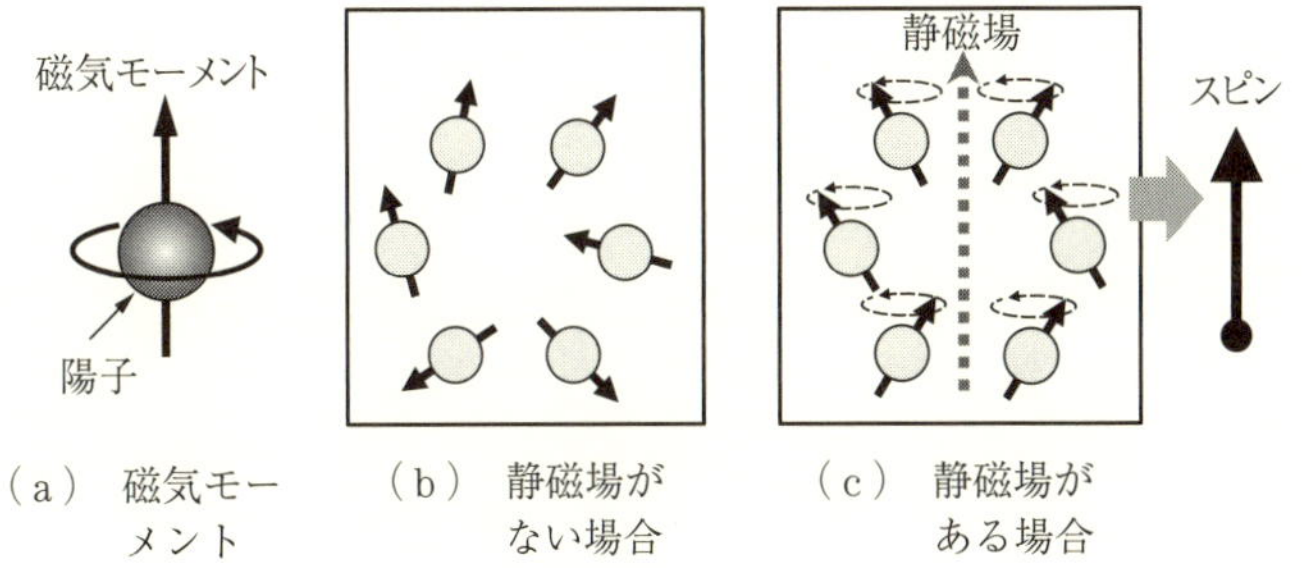

図 41 磁気モーメントとスピン

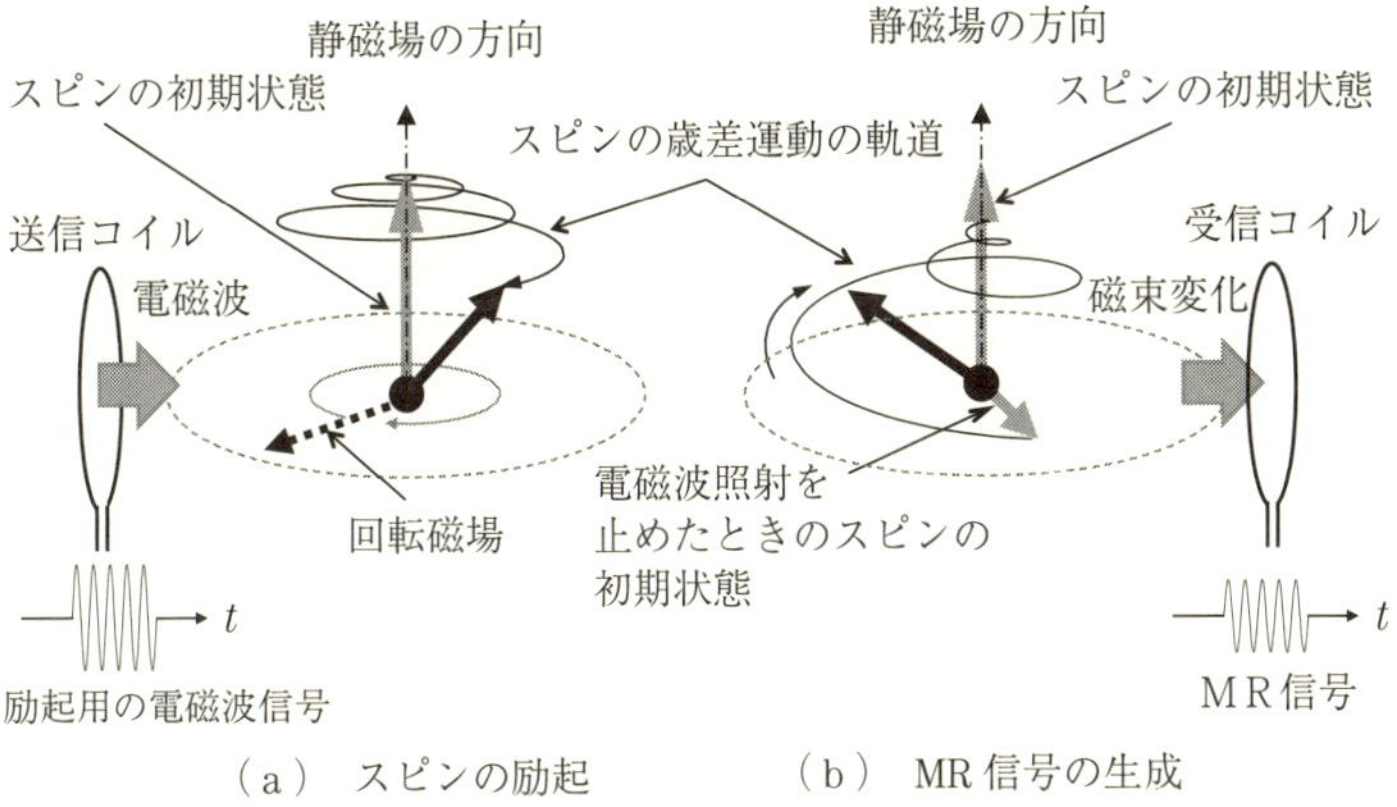

図 42 回転磁場（電磁波）によるスピン励起と MR 信号

回転します（図41(c)）。このとき、どの磁気モーメントでも倒れている角度と回転速度とは同じですが、おのおのはバラバラのタイミングで回り始めるので、磁気モーメントの方向を足し合わせるとちょうど静磁場の方向を向くことになります。このようにある画素の中の集団としての磁気モーメントを「スピン」と呼びます。スピンは方向を持っているのでベクトルとして取り扱い、その大きさを磁化と言います。

このスピンは前記と同じ回転速度で自転していますが、この回転速度は静磁場の強さT（単位、テスラ）に比例し、その比例定数を磁気回転比γと言います。この比例関係は後述のスピンの位置を知るための基本となります。

さて、ここで静磁場の方向に対して垂直の方向から前記と同一の回転速度を有する回転磁場である電磁波をスピンに照射するとスピンはその回転速度で歳差運動を始めます（図42(a)）。さらに回転磁場を加え続けると、スピンの歳差運動の傾きはしだいに大きくなっていきます。この現象が磁気共鳴で、この現象でスピンが励起とすると言います。そして、電磁波の照射を止めるとスピンは歳差運動をしながらしだいに初期状態に戻っていくのです（図42(b)）。磁化を有するスピンは棒磁石に例えられます。スピンの歳差運動はまさに棒磁石の歳差運動なのでループ状の受信コイル面の垂直方向を回転磁場と同一の方向にすると、磁石タービンが回転して発電する発電機と同じ原理で交流電流が受信コイルに発生します。これがＭＲＩで観測されるＭＲ信号で、この信号の周波数は励起用の電磁波の周波数と同一になります。

スピンの位置を刻印する傾斜磁場の役割と画像再構成法

さて、九つの画素が平面（xy面）上に並んでいて（図43(a)）、各画素のスピンにはz方向に一様な強さの静磁場（主磁場）がかかっているとしましょう。各スピンが同じ強さの静磁場を感じているとすべてのスピンは同じ回転速度で歳差運動をするわけです。このままだとMR信号から画素を区別することはできません。そこで画素の位置ごとに異なる静磁場をスピンが感じられるように主磁場の中心位置からx方向、およびy方向の距離に応じてz方向の磁場の強さが線形に変わる傾斜磁場と呼ばれる磁場を主磁場に足し合わせます。そうすることで各画素のスピンの回転速度が異なる値となるわけです。主磁場中心のスピン（中心スピン）を基準にして他のスピンの相対的な回転を表したのが図43(a)で、スピンの回転の遅れ、進みを時計の針になぞらえています。中心スピンより強い磁場を受ける画素のスピンは時計が進み、その逆では時計が遅れることになります。MRIではすべての画素のスピンからのMR信号を同時に受信するわけではなく、例えばx方向の複数の画素からなる一行分のMR信号、つまり、この図43の例では三つのスピンからの信号が加算されたMR信号を受信します（図43(b)）。

ここで、MRI再構成を理解するために必要となる「フーリエ変換」を説明します。図44(a)に周

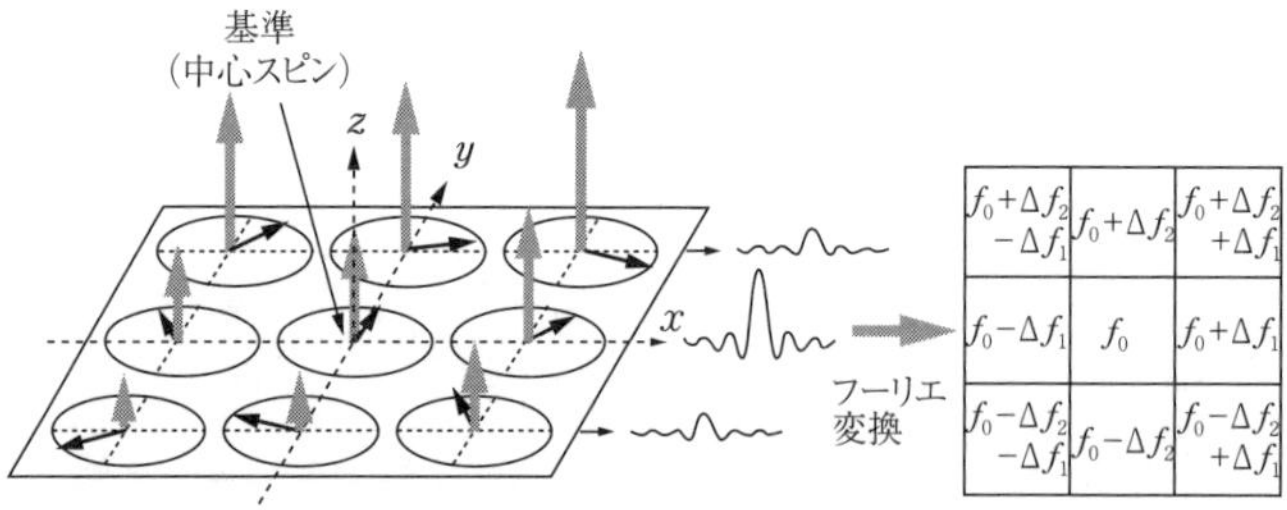

（a） 傾斜磁場によるスピンの回転速度の変化　（b） 各行からのMR信号　（c） 各スピンの周波数

図 43　スピン位置の傾斜磁場による刻印（エンコード）と再構成（フーリエ変換）

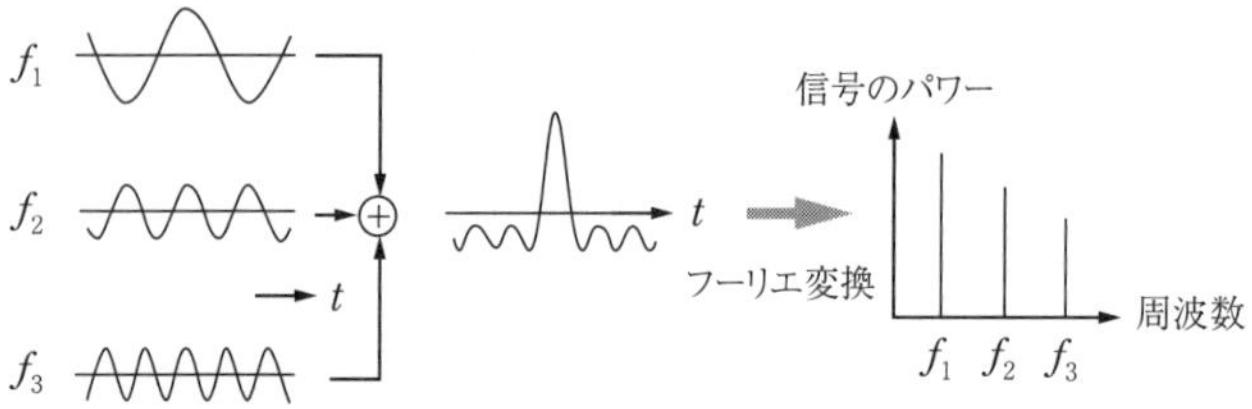

（a） 三つの信号　（b） 加算信号　（c） パワースペクトラム

図 44　信号の加算とそのフーリエ変換

波数と大きさが異なる三つの信号を示します。これらを加算すると（図44(b)）のような信号波形となります。フーリエ変換とは，このような加算信号を分離して元の信号の周波数と大きさ（パワー）を提供してくれるものです。周波数とパワーは（図44(c)）のように表現され，これを周波数パワースペクトラムと呼びます。

図43に戻りましょう。一行単位に受信されたMR信号はそれぞれのスピンの回転速度に対応する周波数を持つ信号の加算信号ですから，その加算信号に対して図44で示したフーリエ変換を施すことによって各スピンの位置を周波数によって弁別でき，かつパワーより各画素の輝度に相当する値を知ることができるのです。（図43(c)）では中心スピンからx，y方向それぞれ一定の周波数分だけ増減した場合を示しています。一枚の画像を生成するには図43の例では三行分のMR信号を順番に繰り返して収集する必要があり，さらに，一行ごとの信号収集はある一定の時間（繰返し時間）を待つ必要があります。

得られたMR信号にそれぞれフーリエ変換が施され，すべてのスピンの位置，パワー値から一枚の断面画像が再構成されることになりま

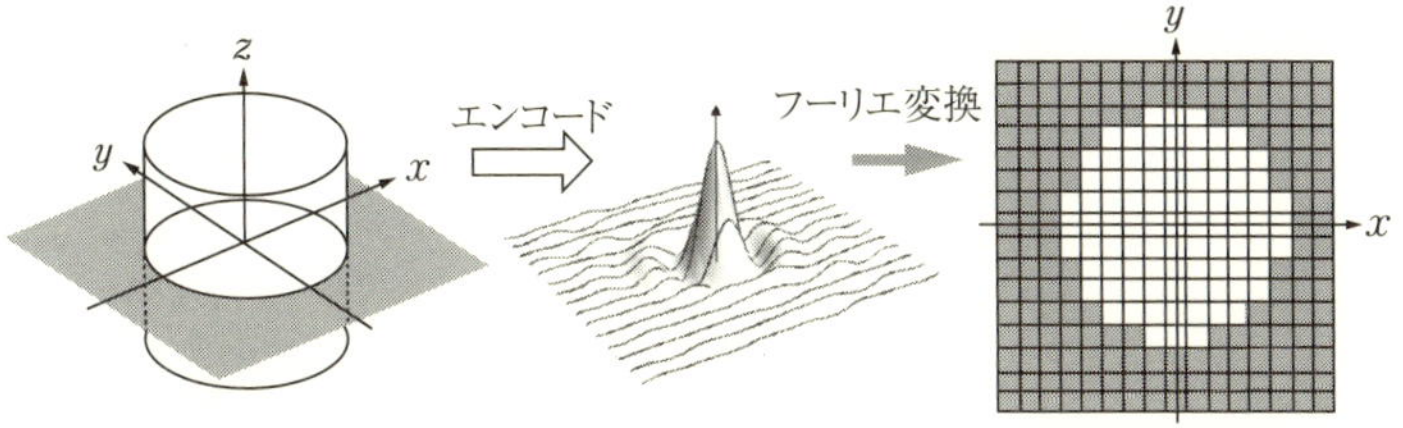

（a）　撮像対象　　（b）　MR信号　　（c）　実空間（MR画像）

図45　撮像対象を丸棒とした場合のMR信号と再構成画像例

す。図45に丸棒をその軸がz方向を向くように置き（図45(a)）、xy平面の断面を励起した場合の16行×16列の画像サイズでのMR信号（図45(b)）とフーリエ変換により再構成された画像（図45(c)）を示します。

さて、ここまでは二次元断面画像の範疇ですが、図46(a)のようにz方向の位置が異なる断面を順次選択的に励起し、各断面を前記と同様にMR信号収集と再構成を行うことで多層画像が得られます（マルチスライス収集）。また、例えば脳全体を励起させたうえでz方向の位置に応じて磁場の強さが線形に増減する傾斜磁場も用いてスピンの回転速度を変化させ（図46(b)）、これも前記と同様の再構成のしくみで三次元画像が得られます（3D収集）。

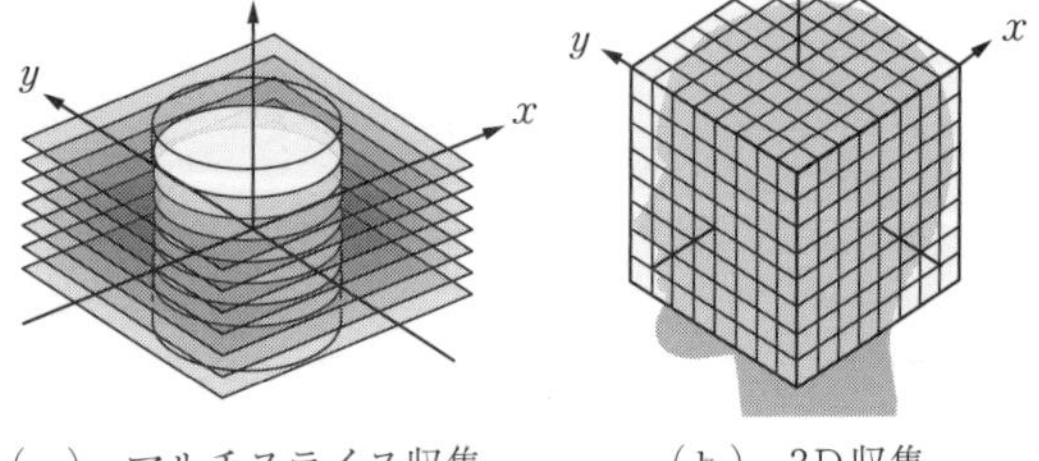

（a）　マルチスライス収集　　　（b）　3D収集

図46　三次元画像の収集方法

MRIのコントラスト・パラメータ

がんなどの病変部位がくっきり見える画像を「コントラストが良い」画像と言います。MRIでのコントラスト・パラメータは代表的なものだけでも三種類以上あり、その代表が緩和時間と呼ばれるパラメータです。

図47(a)は図42で示した励起の説明時に用いたものと同じもので、スピンが励起されてちょうどy軸上に来たときに励起用の電磁波を止めて、その直後からスピンが初期状態に戻る過程を示したものです。この回復過程でベクトルであるスピンのz方向の磁化成分を縦磁化といい、xy面の磁化成分を横磁化と言います。

縦磁化の初期状態への回復の様子を示したものが図47(b)で、最初はこの成分はゼロですが、この場合は四秒程度でほぼ初期状態の磁化まで戻っていることがわかります。この回復曲線において初期磁化の大きさ一に対して〇・六三に達する時間を縦緩和時間T1と呼びます。一方、

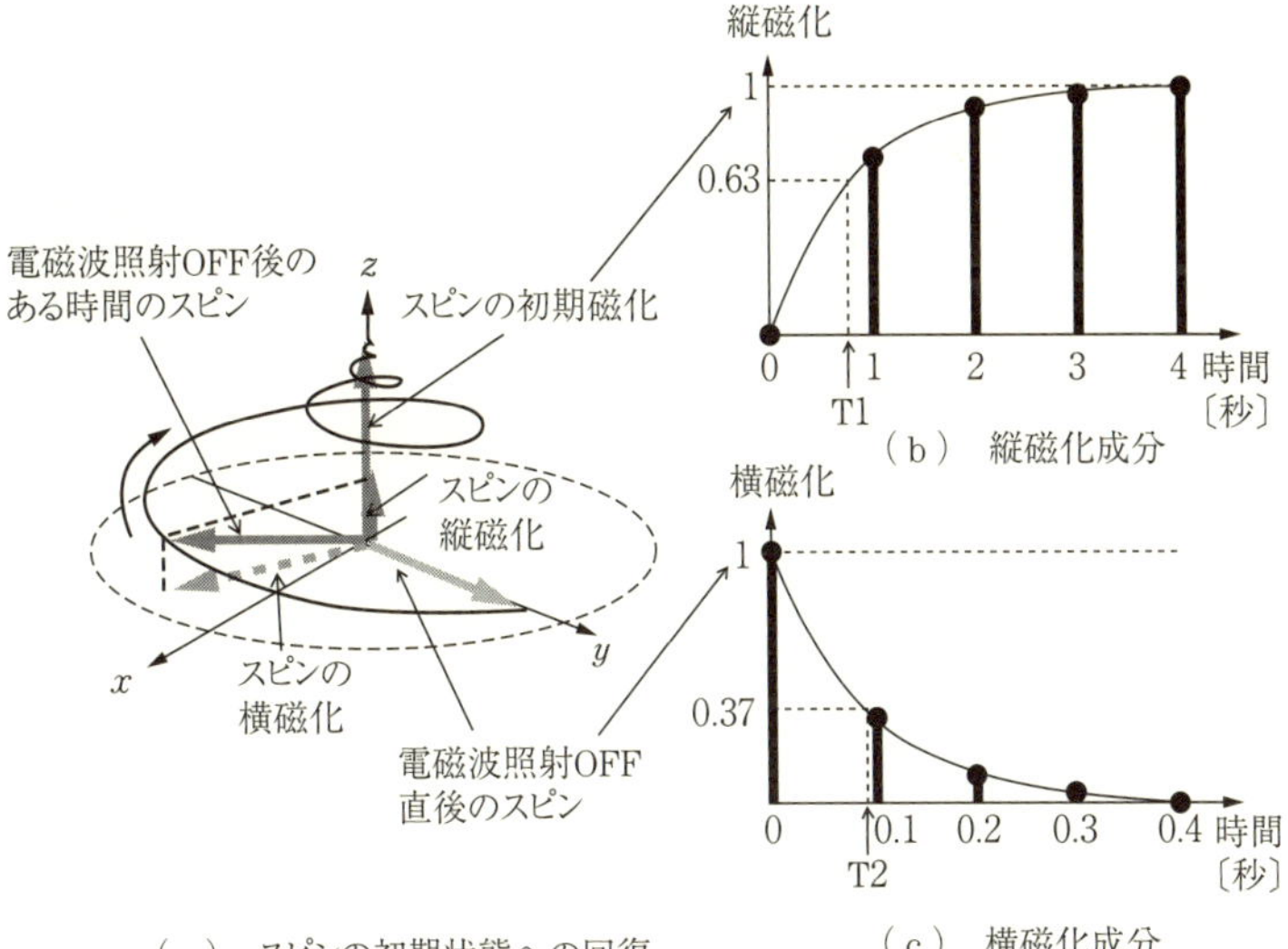

（a）　スピンの初期状態への回復

（b）　縦磁化成分

（c）　横磁化成分

図47　T1，T2 緩和時間

横磁化は最初はスピンの初期磁化とほぼ同じ大きさですが時間とともに減衰していきます。初期の横磁化の大きさ一に対して〇・三七にまで減衰する時間を横緩和時間T2と呼びます。この図47の場合、脳の白質と呼ばれる組織のT1、T2値を用いており、おのおの約〇・八秒、〇・〇九秒です。

さて、これら二つの緩和時間は組織によって異なっており、脳の異なる組成となる白質と灰白質でおよそ一〇から二〇パーセント、肝臓の正常組織と肝がんでは約二倍も異なります。この組織ごと、あるいは正常・病変の緩和時間の差からコントラストの良いMR画像が得られるのです。また、スピンの密度であるプロトン密度は第三のパラメータとして用いられています。

MRIのコントラスト・パラメータは以上の三種類以外に画素の中における磁場の局所的な乱れを反映したT2*（スターー）と呼ばれる緩和時間、脂肪など水と異なる組成と結合している水素の磁気共鳴周波数の違い、スピンの移動速度などがあり、形態のみならず生体の化学組成イメージングや血流速度イメージングなどの機能画像も提供することが可能です。

写真15はT1を用いて脳腫瘍を捉えた画像です。MRIはCTと異なり横断面だけでなくこの画像のように縦に切った矢状面など自由な方向で断面画像を選択的に撮像できます。写真16は新たなコントラスト・パラメータである画素内の水素の拡散（ミクロなランダム

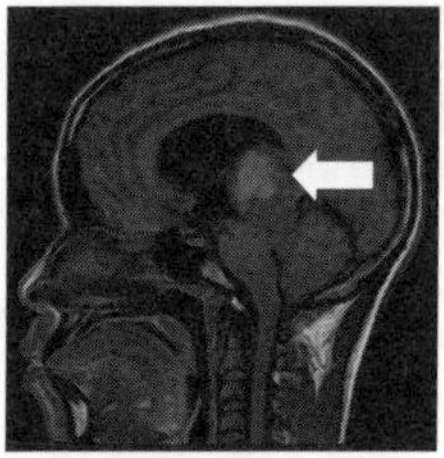

写真15　脳腫瘍画像（T1）〔写真提供：TSHEPONG Hospital〕

運動を表す）を用いて脳内の神経の束を画像化したものです。これは神経束内部の水の拡散が神経束縦方向がほとんどであることを利用したもので、トラクトグラフィと呼ばれます。写真17はT2を用いた脊椎のヘルニアを捉えた画像です。これらのように病変や特殊な構造をコントラスト良く描出が可能です。

以上、CTとMRIの多様な画像を補完的に用いて、疾患の診断を正確に行う努力が行われているのです。

〔山形　仁〕

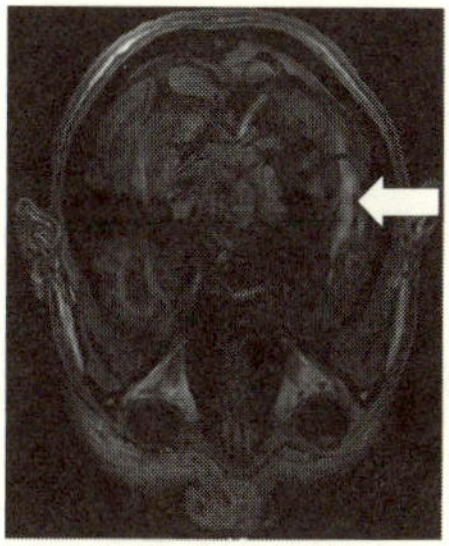

写真 16　神経束画像（拡散）〔写真提供：TSHEPONG Hospital〕

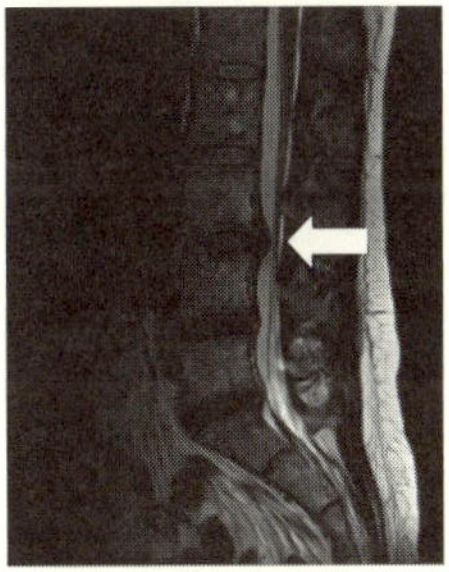

写真 17　脊椎ヘルニア画像（T2）〔写真提供：MYUNG RAD〕

ロボット技術が医療を変える――医療用ロボット

医療用ロボット

ロボット王国　日本

皆さんは、ロボットという言葉から、何を想像しますか？　ガンダム？　鉄腕アトム？　ドラえもん？　それともアイ、ロボットでしょうか？　いえ、いえ、リアルにＡＳＩＭＯ（アシモ）やＡＩＢＯ（アイボ）、お掃除ロボットのルンバでしょうか？　いまやロボットは夢の世界から私たちの実生活の中に入ってきています。

二〇世紀後半、日本の生産産業を支えたのは、産業用ロボットでした。日本の持つ工業技術を結集し世界一のロボット王国を築きました。いまもロボット産業で世界の四強と言われる企業のうち安川電機、ファナックの二社が日本、ＡＢＢ社がスイス、ＫＵＫＡ社がドイツです。そして、二十一世紀に入り社会構造・産業構造が変わり、いまや世界は大きく変わろうとしています。そんな中、日本では高齢化や原子力発電所の事故で、ロボット技術の重要性が見直されています。家庭や公共施設などで使う次世代ロボットが実用化されつつあります。医療分野でもロボット技術を活用した最新の治療が行われています。その代表的な物を三つご紹介しましょう。

先端がん治療の主役になるかも?　――放射線治療ロボット　サイバーナイフ

一つ目は、がんの放射線治療で最も注目されているロボットです。これまで、副作用の強かったがんの放射線治療が一変！　日帰り治療も可能にしたのが、放射線治療ロボット「サイバーナイフ」です（写真18）。

サイバーナイフ治療は、患者さんの周囲をロボットアームが動き、頭部や頸部の腫瘍を狙い撃ちします。ロボットアームの先端には小型のX線照射装置が取り付けられ、最大一〇〇地点、各一二方向一二〇〇通りの位置から細い放射線ビームを照射します。六軸制御ロボットアームはファナック製で、産業用ロボットで培われた日本の技術が生かされています。さらに、呼吸などによる微妙な身体の動きにも一ミリメートル以下の精度で追従し、狙った病巣を正確に打ち抜くことができます。この技術は巡航ミサイルの誘導技術が応用されているそうです。さまざまな方向から照射されることにより、正常な細胞への影響は少なく患部に集中的に照射できるようになり、治

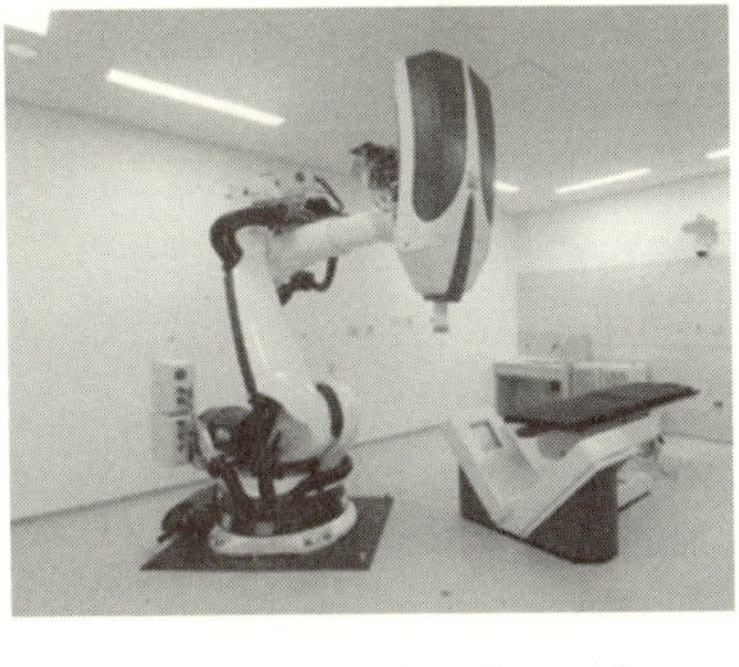

写真18　サイバーナイフ〔http://www.med.jrc.or.jp/img/ckimage.jpg（2014年1月現在）より〕

療効果は格段に向上しました。
現在、サイバーナイフで使用されているX線より副作用の少ない陽子線や重粒子線、中性子線を使用した放射線治療器が、三菱電機、東芝、日立、三菱重工業など多くの日本の企業により開発されて、世界に先駆け実用化されようとしています。ここにも多くのロボット技術が取り入れられています。医療機器の開発・製造では米国やドイツに、いまは大きく後れを取っていますが、間もなく日本も先頭グループの仲間入りができることでしょう。

手術支援ロボット ―― ダ・ビンチ

最近、外科領域で注目されているロボットに、インテュイティブ・サージカル社（米国）が開発した外科手術支援ロボットのダ・ビンチがあります（写真19）。日本では二〇〇九年より医療機器として認可されました。二〇一二年四月から前立腺がんの手術で保険医療の適応が認められたこともあり、日本での導入が急速に伸びています。ダ・ビンチは、術者が操作する

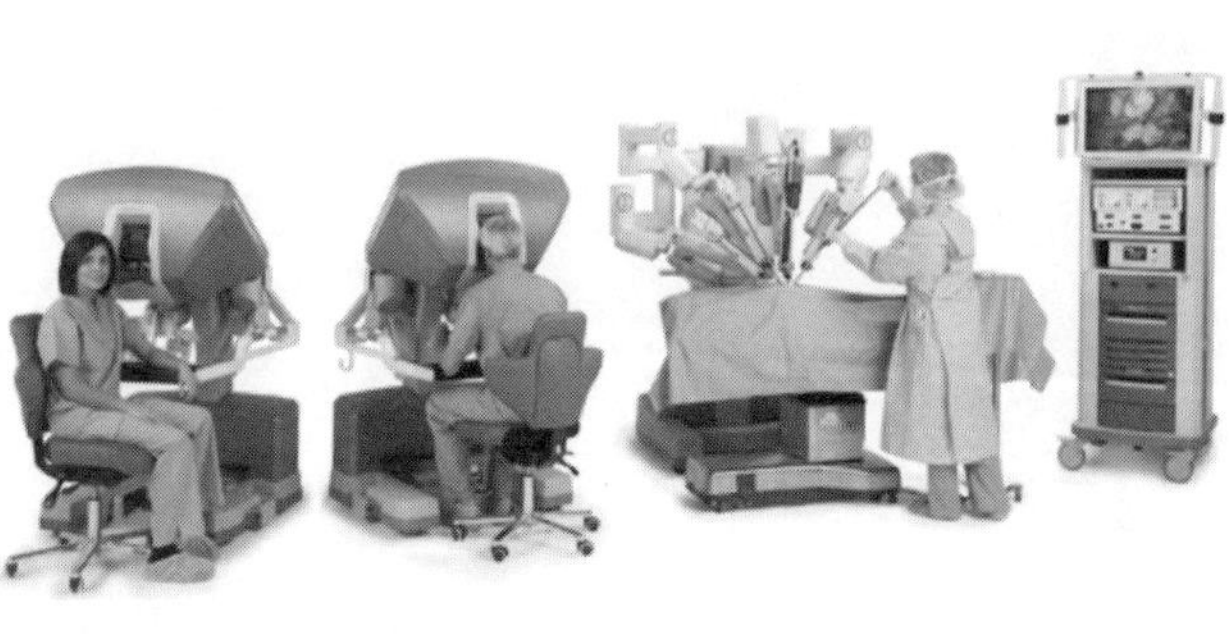

写真 19 手術支援ロボット「ダ・ビンチ」〔http://www.j-robo.or.jp/da-vinci/index.html（2014年1月現在）より〕

マスターコントローラと三本のロボットアーム（鉗子を装着）、一本の内視鏡アームで構成される遠隔操作システムです。患部に挿入された内視鏡カメラから提示される３Ｄの画像を見ながらコントローラで鉗子を操作し手術を行います。その際、手の震えや予期しない大きな動きは補正され、高度な内視鏡手術を可能にするシステムです。術者は術野に手を入れているような感覚で手術が進められるようです。椅子に腰かけ、無理のない姿勢で手術ができ、医師の負担が軽減され、手術精度も向上することから、今後さらに普及していく事でしょう。

また、内視鏡手術は大きく開腹したり開胸したりしないので、身体への負担が少なく回復も早い低侵襲手術として、その適応範囲が広がっています。日本のメーカーも新たな取組みを始めています。例えば、ソニーとオリンパスがお金を出し合って「ソニー・オリンパスメディカルソリューションズ」という会社を立ち上げました。ソニーの画像処理技術やロボット技術と、内視鏡技術では世界のトップを走るオリンパスが手を組み、新たな世界への展開を試みています。内視鏡や内視鏡手術については、次節で詳しく解説されています。

ロボットスーツ　――ＨＡＬ

最もロボットという言葉のイメージに近いのが、筑波大学で開発されたロボットスーツＨＡＬ（Hybrid Assistive Limb）でしょう（写真20）。からだに装着して、立ったり、座ったり、歩いたりする動作を補助、増幅する装置です。障害を持つ方のアシストやリハビリテーション、工場などで大きな力が要る作業などに使われます。

人はからだを動かそうとしたとき、脳の大脳皮質からの信号や協調運動のための小脳からの信号などが統合され、脊髄、運動神経、筋肉へと伝達されて、一連の運動が形成されます。その際に皮膚表面から検出される微弱な筋電信号から、動作を反映した信号を抽出して、意志を反映した動きとなるようモータを中心としたパワーユニットを制御します。また、床反力センサから重心位置などを検出、動作を先読みし、スムーズな動きをつくり出します。この随意制御と自律制御を混在させて人の動きに近い動作を実現していることから、ハイブリッド（Hybrid＝混在）アシスティブ（Assistive＝支援）リム（Limb＝手足）、ＨＡＬと名付けられているそうです。さまざまな分野での利用が期待されています。医療機器としては、脳梗塞や脳内出血、脊髄損傷の患者さんで、歩行障害など足の運動機能が障害されている方の機能を改善するために使用されます。

開発者の山海教授は、ＨＡＬのさらなる開発・普及のため、ベンチャー企業サイバーダインを二

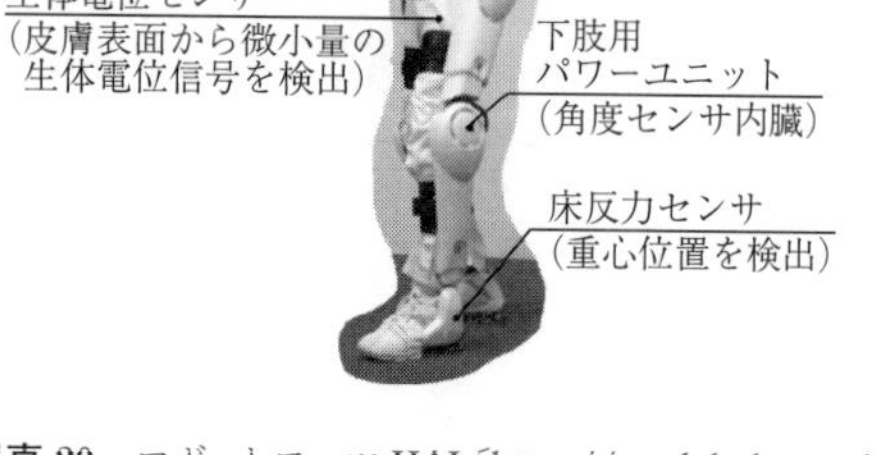

写真20　ロボットスーツ HAL〔http://sanlab.kz.tsukuba.ac.jp/?page_id=51（2014年1月現在）より〕

〇〇四年に設立、大和ハウス工業とも連携して、福祉・介護用としてリース事業を展開しています。二〇一三年八月には、欧州の工業規格である「CEマーク」の認証を受け、治療・医療機器として認められたそうです。医療機器として日本で開発されたロボットが欧州で販売される。まさに快挙です。世界展開に向けた大きな一歩でもあります。

近い将来、高齢者の生活が変わる？ ――人とロボットの共生

ICTとロボット

二〇世紀の終わりから二十一世紀初めに急速に発展した分野に、情報通信技術（ICT: Information and Communication Technology）があります。ICTは、コンピュータによる情報処理やネットワークによる情報通信に関連するさまざまな分野の開発や技術、設備、デバイス、コンテンツ、サービスなどを包括する総称です。この時期はICT分野の技術革新の進展の速さ、変化の激しさを例えて、「ドッグイヤー」言われました。これは、犬の成長が人の七倍のスピードで進むことからきています。医療分野にも大きな変化をもたらしました。

手書きのカルテは電子化され、レントゲン写真やCT・MRI画像もフィルムからデジタル画像となり、血液や尿などの検査データも含めサーバに集積、病院内での検査依頼や薬の処方もコンピュータ化されました。オーダリングシステムとして、総合的なシステム化が進められ、診察室の

風景まで変わってしまいました。いまでは大容量のデータでも高速にどこでも簡単にやり取りできるようになり、病院間の連携、診療所間との連携も進められています。さらには、ロボット技術とＩＣＴが融合し遠隔医療に発展しています。

具体的な取組みとして、「慢性疾患診療支援システム」を紹介しましょう。

二〇〇五年インターネットを利用した医療連携システムとして、山梨大学医学部を中心に慢性疾患診療支援システムを構築しました。運用母体として慢性疾患診療支援システム研究会を立ち上げました。インターネット上で、必要な診療情報を医師・医療関係者・患者さんが共有できるシステムで、新しい病診連携の取組みが開始されました（図48）。糖尿病、心臓病、慢性肝炎、緑内障など慢性疾患は、治療が長期化、複雑化することが多く、転居や主治医の交代などにより継続的診療が難しくなることがあります。患者さん自身も、病状の把握が十分でなく治療への意欲が希薄となり、治療が途絶えることすらあります。そこで、このシステムでは認証された閲覧者に対して、必要な診療情報を患者さんにも理解しやすい診療経過表の形で提示します（図49）。薬の処方も表示され、異なる診療機関での情報共有も可能となっています。現在は、研究会をＮＰＯ法人に移行し、参加医療機関三五施設、利用登録者も約二〇〇〇名に達しています（http://www.manseisien.jp〔二〇一四年一月現在〕）。

さらに、患者さんを中心とした医療連携システムとして、Ｍｙ健康レコードシステム、電子健康

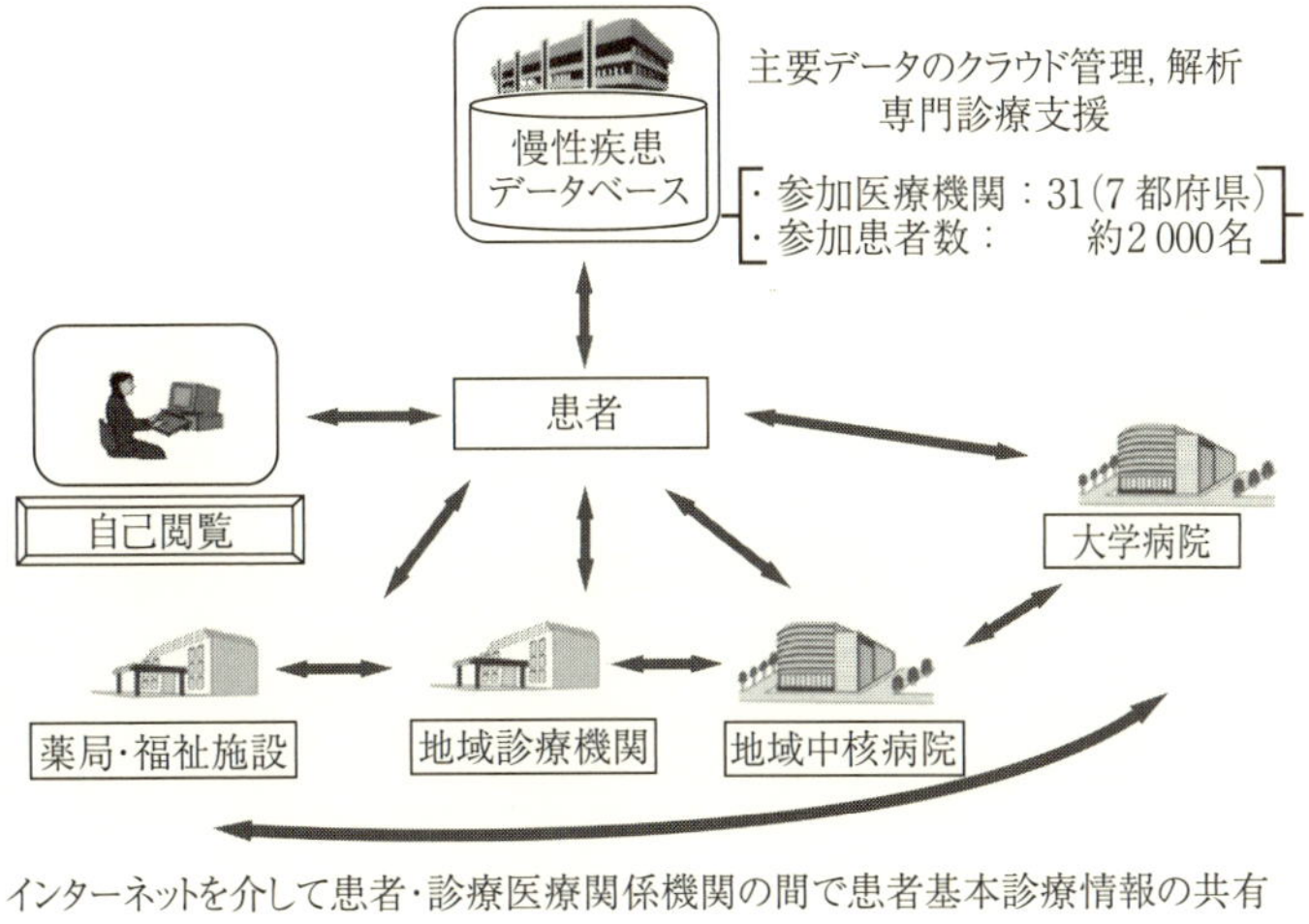

図 48　患者さんを中心とした医療連携システム
〔図版提供：山梨大学医学部　柏木賢治准教授〕

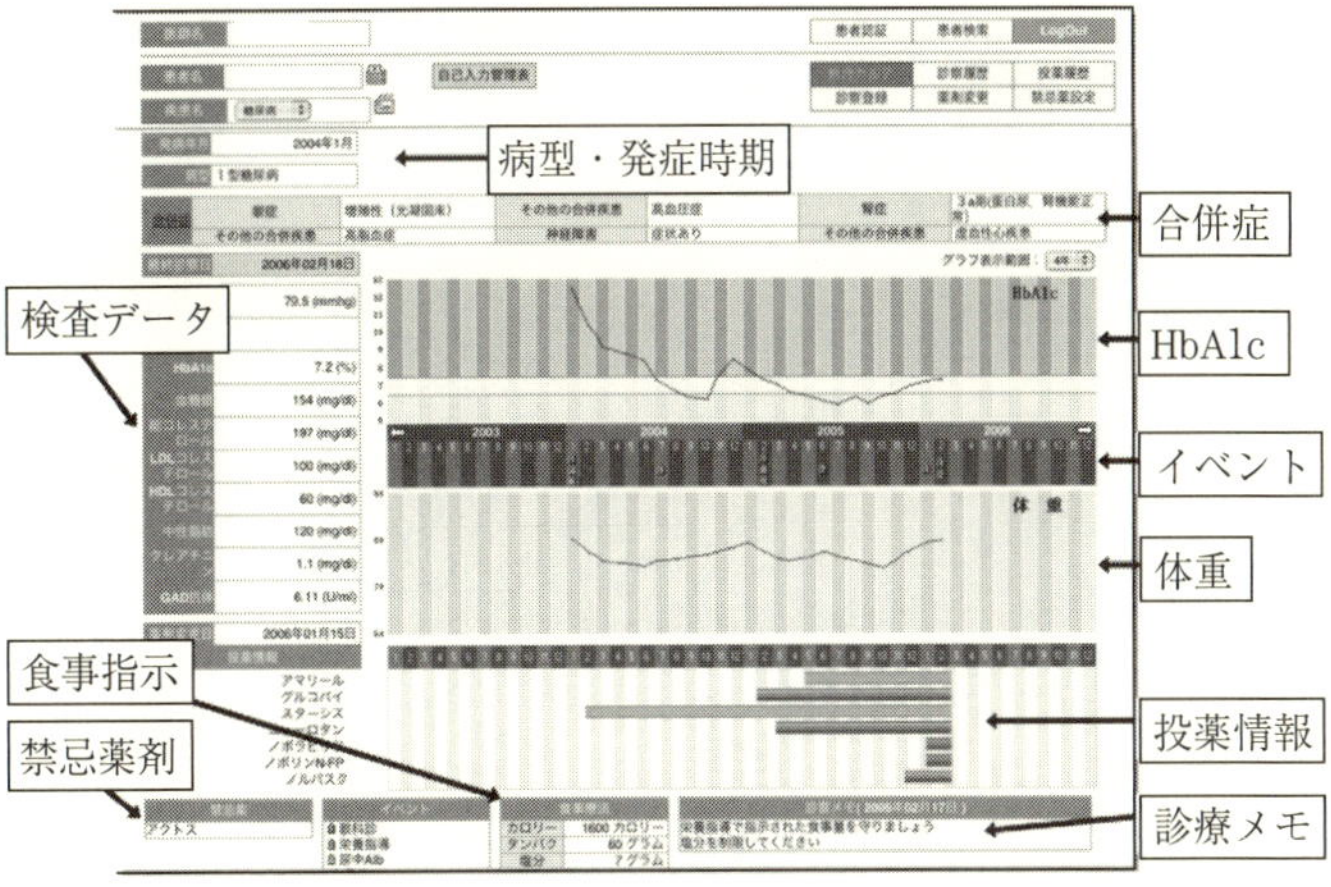

図 49　糖尿病患者さんの診療経過表の表示例
〔図版提供：山梨大学医学部　柏木賢治准教授〕

手帳、薬剤管理システム、在宅医療連携システムへと機能を拡張させています。遠隔医療への取組みも行われており、インターネットを介して眼科の診療・診断が可能な遠隔細隙燈《さいげきとう》顕微鏡検査ロボットを開発しました（図50）。細隙燈顕微鏡は、細隙燈と呼ばれる帯状の薄いスリット光を当てて目の拡大画像を観察し、目の病気を調べる装置です。結膜、角膜、前房水、虹彩、瞳孔、水晶体などを調べることができます。眼科の診察では必ずといって良いほど使われる装置です。遠隔診断ロボットとして活躍が期待されます。

共生ロボット

このように、近年のロボット技術やＩＣＴの進展は目覚ましく、先端研究から実用化に向けた実証研究までさまざまな取組みがなされ、医療の世界にどんどん取り入れられ、医療そのものを変え

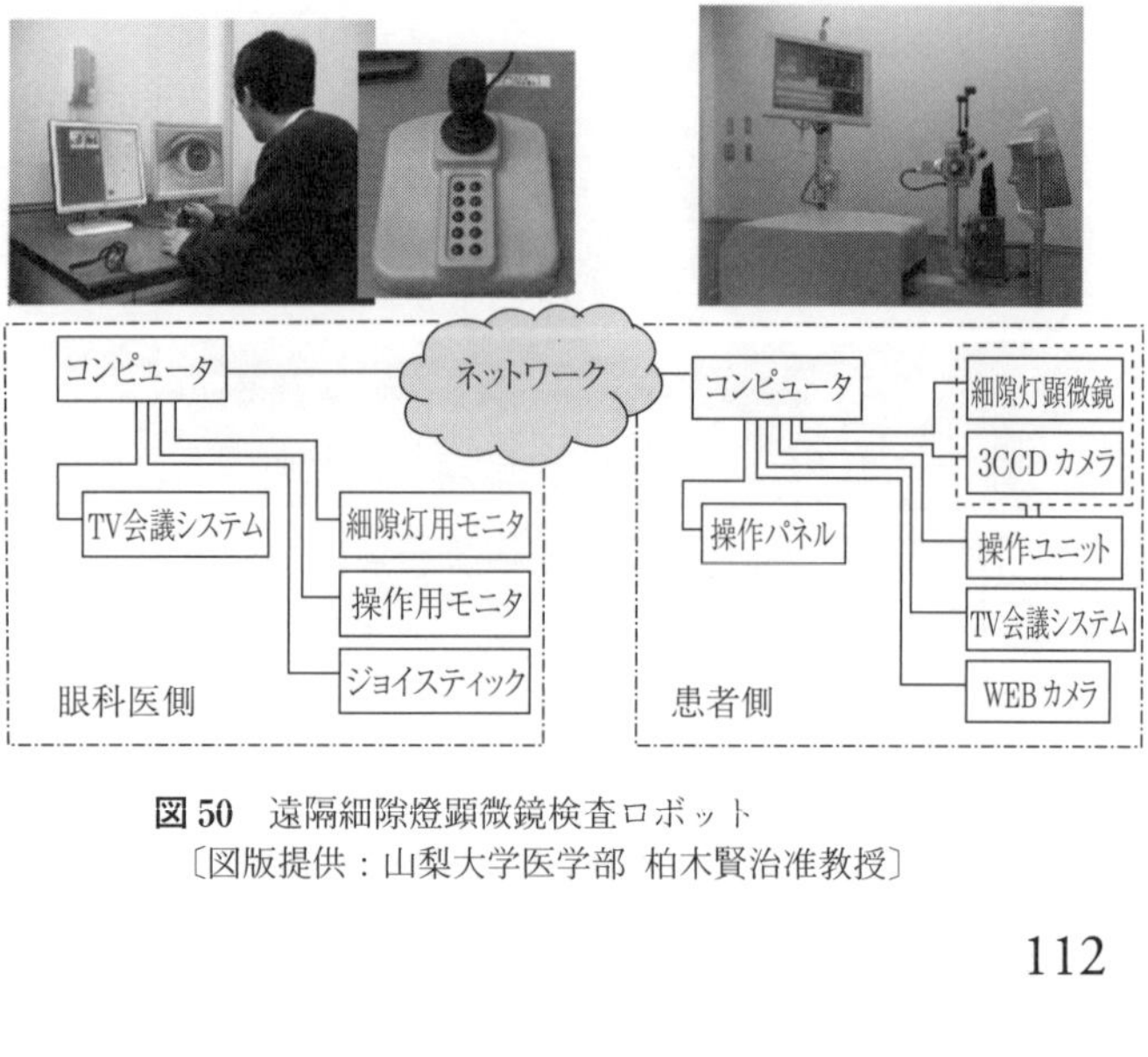

図 50　遠隔細隙燈顕微鏡検査ロボット
〔図版提供：山梨大学医学部 柏木賢治准教授〕

ようとしています。また、超高齢化社会における、生活習慣病対策として日常生活の中で健康を管理するヘルスケアシステムの開発も行われています。しかしながら、健康管理や見守りが必要である高齢者の多くは情報弱者でもあり、その恩恵を受けるに至っていないのが現状です。

高齢者および生活習慣病の予防を望む人たちが、無理なく使用できるヘルスケアシステムの開発にロボット技術とＩＣＴを導入し、人にやさしい生活環境の実現に向けた取組みも行われています。最後に、居住空間とのインタフェースとして人とともに暮らす共生ロボットを導入し、そのロボットにさまざまな機能を搭載することで、ＩＣＴと共生ロボットによる総合的なヘルスケアシステムを構築することを目指した東洋大学での取組みを紹介します（図51）。

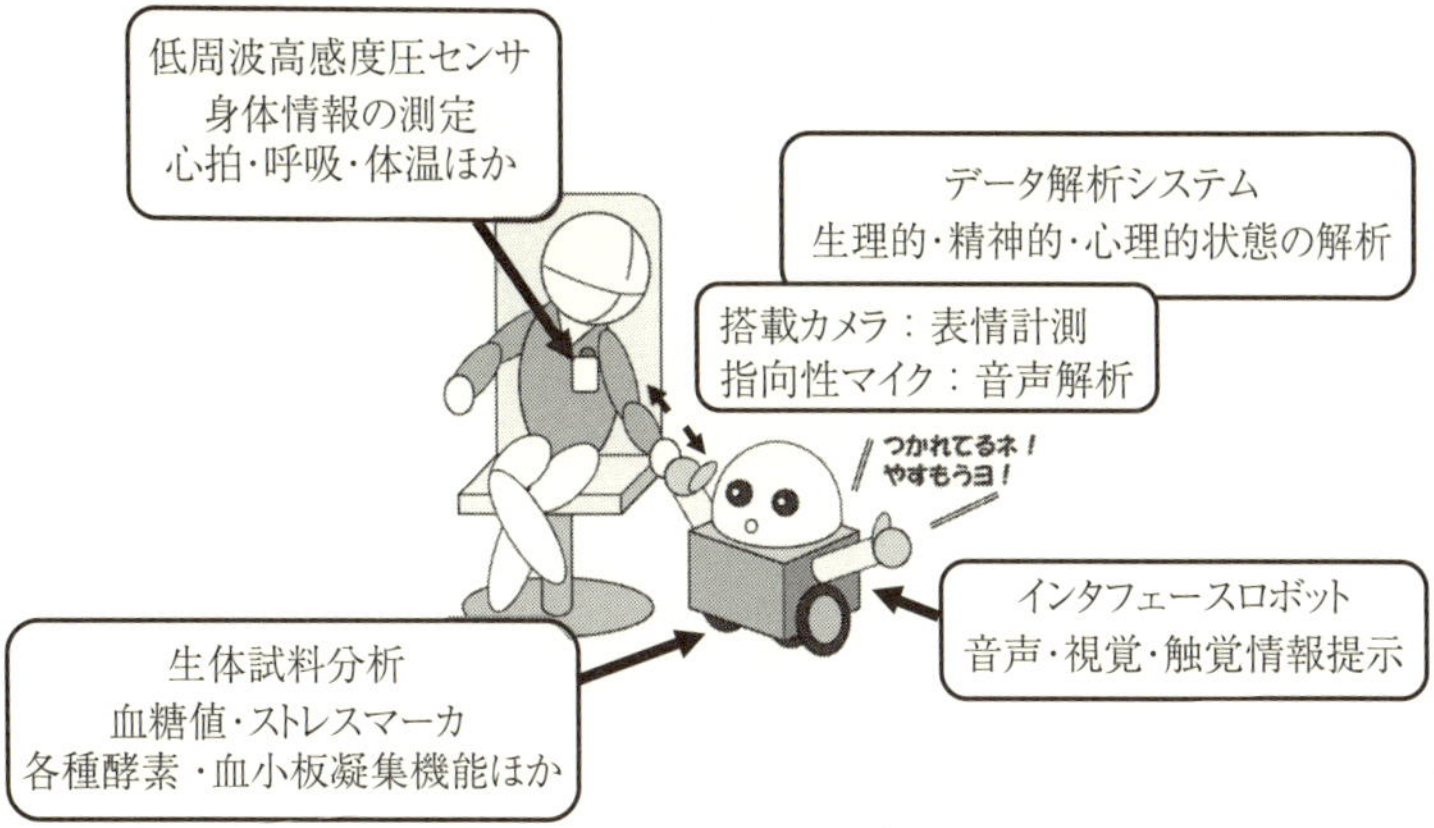

図 51　新しい人とロボットの関係

家庭内に移動ロボットを導入する際には、周りの人に安心感を持たせ、かつ安全に目的を果たすことが必要です。一方、ロボットは人と共生するにあたり、人の情報と環境情報の取得を行わなければなりません。そこで、利用者が移動ロボットに監視されているという不快感をなくすために、カメラではなくレーザ走査式の距離センサをロボットに搭載し、人の検出および追従を行います。センサから時々刻々得られるスキャンデータを重ね合わせて、その移動量から物体を検出するスキャンマッチングという技術を用いることで、人間検出と環境認識（地図作成）を並行して行うことを可能にしています。これにより、ロボットは人に追従して動くことができ、同時に地図作成が行えるため、行動の詳細を解析することも可能となりました。

共生ロボットは住宅とのインタフェースとして、居住者と住居の間を取り持つよう機能します。従来型のホームオートメーションでは、建築時にあらかじめ埋め込まれたシステムを手順書に従って使用します。つまり、システムの主体は居住空間側であり、居住者はそれを利用します。そのため、居住者はサービスの提供者が把握しにくくなり、居心地の悪さを感じてしまいます。そこで機能の主体を共生ロボットへ移行し、音声認識による家電コントロール機能を共生ロボットに搭載し、居住空間とのインタフェースとして機能させました。居住者は共生ロボットをサービス提供者として認識することにより、システムに話しかけることに違和感を持たなくなります。ロボットは搭載されたマイクが拾った音声を認識辞書に従って文字列に変換します。その文字列の中から「ブラインド」・「上げ」や「照明」・「つけ」などの言葉の組合せを検索し、実行可能な組合せの場合には、それに対応したコマンドを宅内LANに存在する制御用コンピュータに送信することで音声による家電制御を実現します（図52）。

感　情　認　識

日常生活において、人は相手の反応や現在の感情を推量する要素として、声の調子を聞き分けています。これまで、ロボットと言えば無機質・機械的なイメージが付随していました。ロボットが家庭の中へと入っていくとき、人とロボットがいままで以上に密な関係を築いていく必要があります。そこで、音声からの感情解析技術をロボットとのコミュニケーションの中に利用し、ロボットが居住者の心理を分析し、その心理状態に応じたレスポンスを行えるようにしました。これにより、居住者のロボットへの感情移入を導き、良質な関係が築けるようになると考えています。

ロボットは音声解析から得られる感情に応じて、音声を居住者

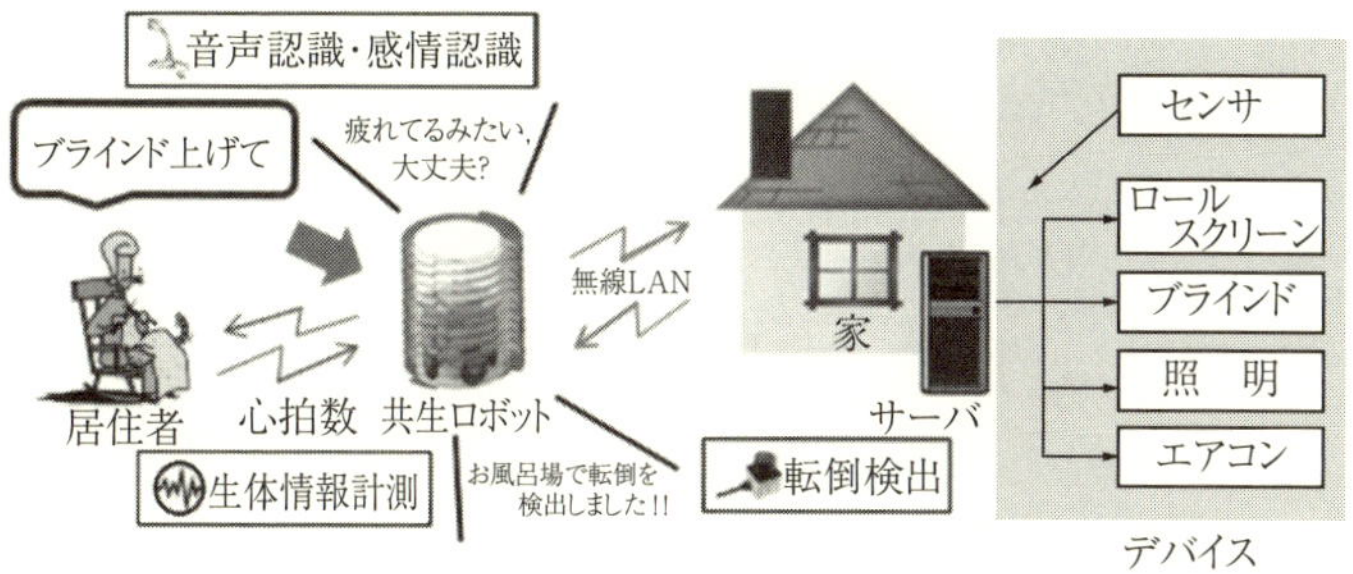

図52　共生ロボットによるサービスの概要

へ返します。いまは、怒り・ストレス・活力の三パラメータの状態に応じて色調を変化させ、さらに数サンプルに一度、同じ返答が連続しないように複数用意した応答音声の発話を行うようプログラムしてあります。ロボットが居住者の状態に応じた返答をすることで、ロボットという無機物的存在に対して、居住者の感情移入を容易にし、居住者とロボットとの関係を円滑にして共生を実現しようとしています。

これらの技術を一台のロボットに搭載し、計測した情報をもとにロボットは移動し、ロボットの色を変化させ、音声合成技術を利用してロボットから話しかけるなど、対話型の共生ロボットを作製しました。図53に共生ロボットの外観と音声から抽出した感情による色の変化と発話する内容の一部を示しました。

居住空間

二〇〇八年に、東洋大学川越キャンパスにモニターとなる人が実際に生活できる居住空間としての共生ロボットハウスを建築し、ホームＩＴネットワークの組込みや転倒検出システム、遠隔管理システムなど居住空間のロボット化を行いました。人が高度なＩＴシステムを意識することなく利用できるようにするために、人・情報・機械システムにおける共生を考えた生活支援環境を構築することを目指しています（写真21）。

共生ロボットから住宅操作が行えるように住宅の整備を行うとともに、住宅側からロボットへの

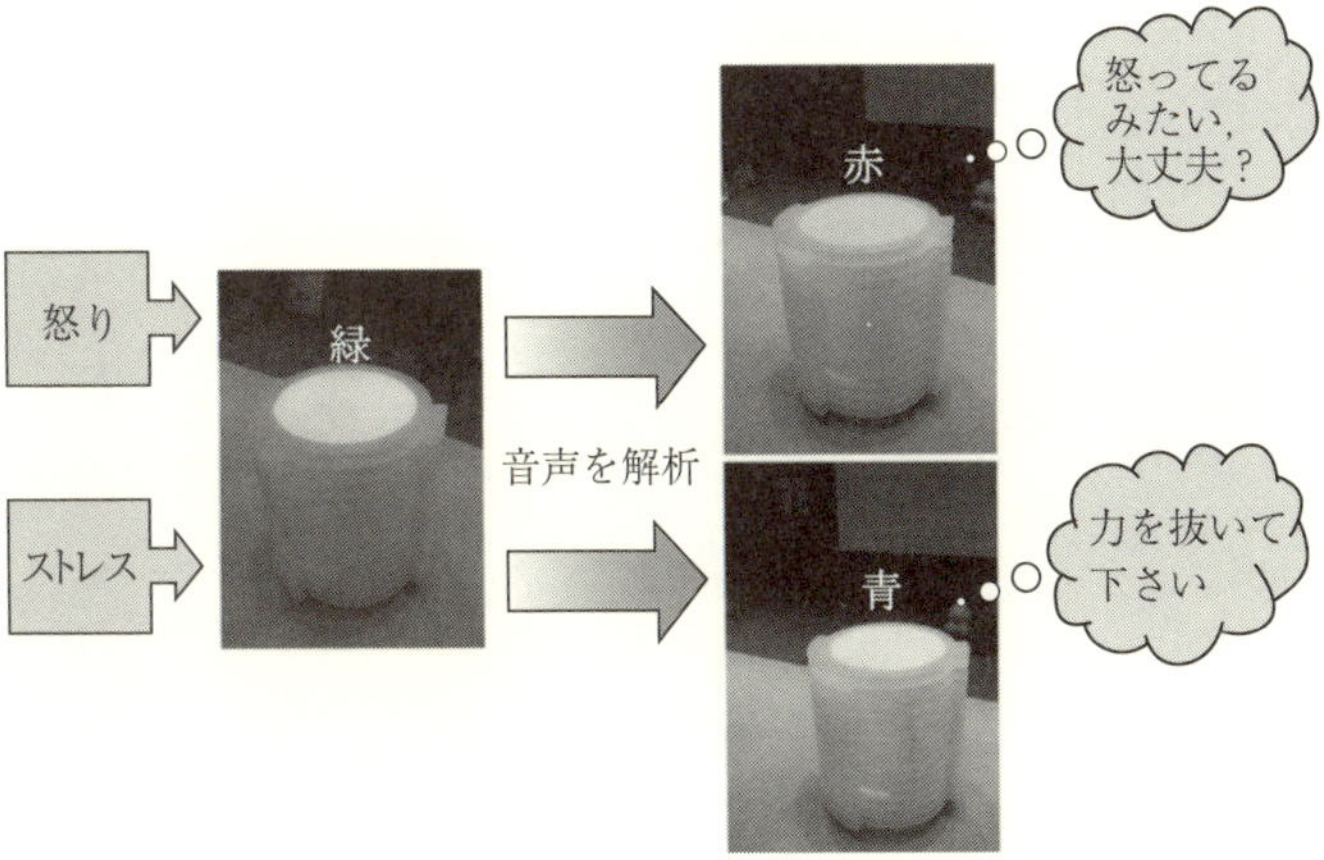

図 53 共生ロボットの外観と色調変化

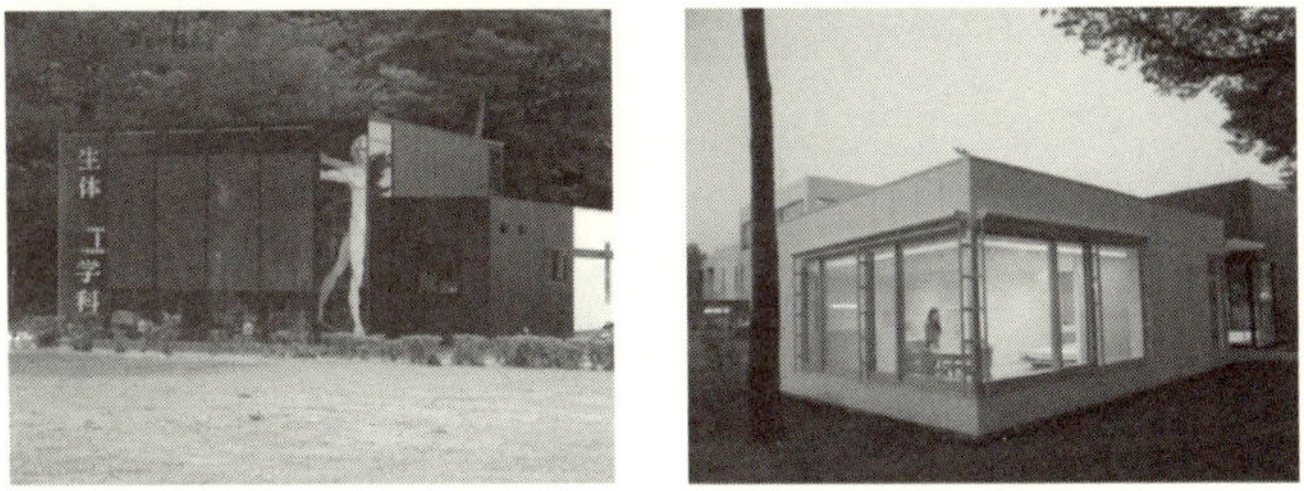

（a） ロボット工房　　（b） 居住区

写真 21 共生ロボットハウス

情報発信も行えるようにしました。近年日本国内の死亡事故のうち、転倒や浴室での溺死など屋内事故による死者の数が、交通事故による死者の数を上回り、増加する傾向にあります。これらの死亡事故の大半は老人の一人暮らしか、家族や介護者が留守の間に発生しており、早期に発見することで死に至らずにすむケースが多数含まれています。そこで、お風呂場、トイレにおいて人が転倒した際にロボットに知らせるシステムを開発し、組み込みました。転倒を検出した際には、共生ロボットから音声による通報を行い、同時にメールを送信し、家族や介護者に知らせます。

　ロボットが人と共生し、違和感なく機能させる工夫はまだまだ必要ですが、共生ロボットが居住空間のインタフェースとして働き、

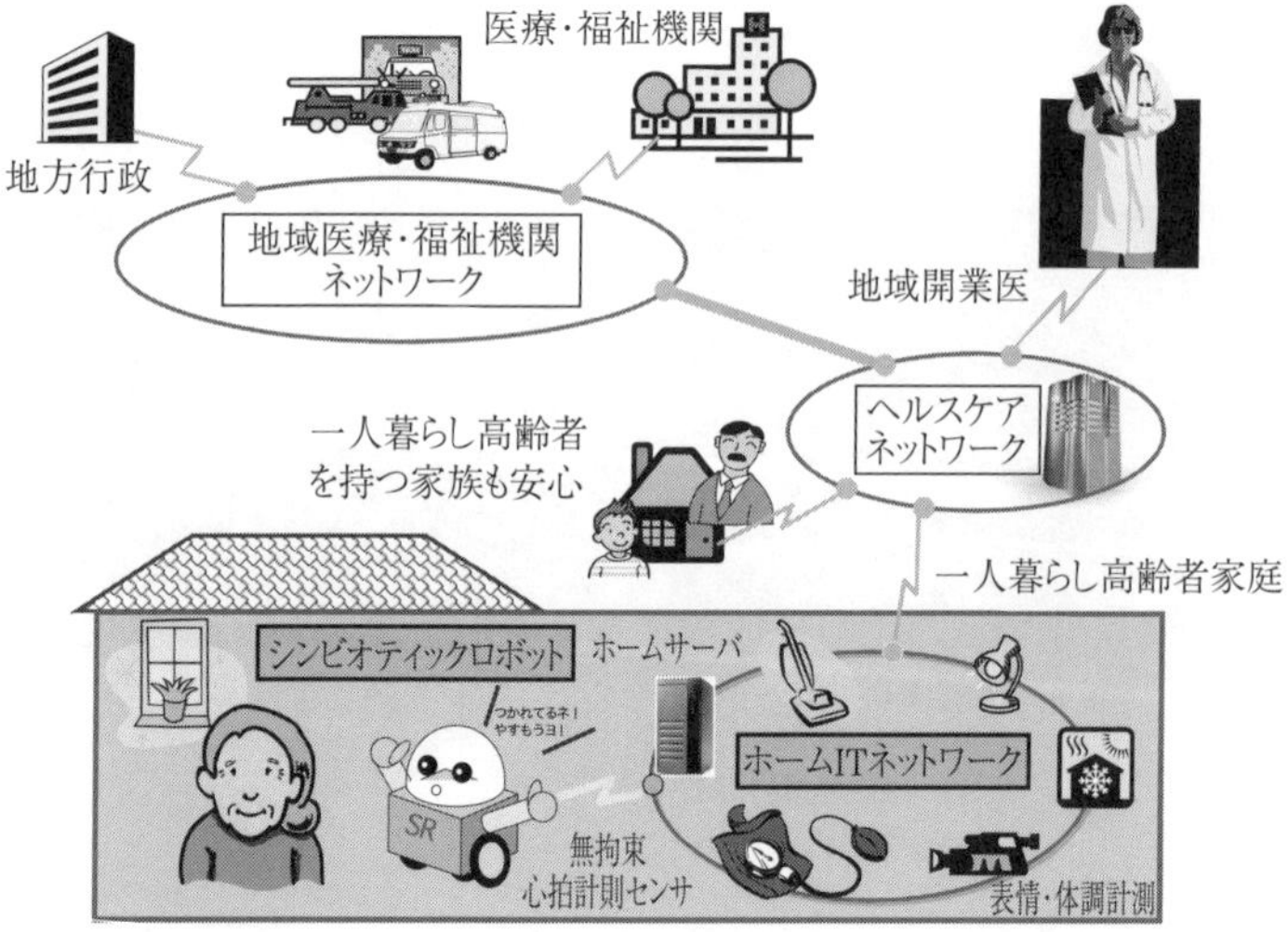

図 54　共生ロボットによるヘルスケアシステムの概念図

見守りや健康管理機能も十分担えることがわかりました。情報弱者である高齢者や見守りが必要なお年寄りにとって、やさしい生活環境が提供でき、より総合的なヘルスケアシステムとして発展させるよう、さらなる取組みをしていきたいと考えています（図54）。

〔寺田　信幸〕

早期発見・低侵襲治療を支える技術 ―― 内視鏡

早期に病気を発見することができれば、病気が軽いうちに治療をすることができ、病気をよりしっかりと治せる可能性が高まります。また病気が見つかったとしても、苦痛や傷を小さくするなどからだへの負担を少なく診断や治療を行うことで、より早期の回復が期待できます（からだへの負担を少なく治療や診断を行うことを、低侵襲医療と言います）。

これらは患者にとって大変喜ばしいことであり、早期発見、低侵襲といった考え方は、医療現場にどんどん広まってきています。また、苦痛が少なく、傷が小さく、回復が早いということは、入院費用などの抑制にもつながり、医療費削減にも貢献するため、今後もますますの普及が期待されます。

これらの医療の進歩には、診断機器や治療機器の技術開発が大きく貢献してきました。そのような技術の一つに内視鏡があります。これらの技術は、工学技術のみで開発されてきたわけではありません。医師と一緒に開発を行ったり、開発者自身が生体や医学の現場を深く学んだりすることで、工学と医学の両方に深く通じることに長く取り組んできた結果、生み出されてきたと言うことができます。

ここでは、内視鏡について、代表的な「内視鏡の基本構造」から、その進化形である生体の特徴を生かした「特殊な光を用いた内視鏡」、「飲み込む内視鏡」、また低侵襲治療の代表として「内視鏡外科手術」について説明していきます。

内視鏡の基本構造

内視鏡とは

内視鏡とは、外からは見えないものの中を、先端にレンズのついた管を差し入れて観察や処置を行う機器の総称です。内視鏡には、自動車のエンジンや発電所の配管の点検などで使われる工業用内視鏡もありますが、ここでは医療現場で使われる医用内視鏡のことを、内視鏡と呼びます。

内視鏡はその構造や方式から、軟性内視鏡（軟性鏡）と硬性内視鏡（硬性鏡）とに分けられます。軟性鏡は柔軟性のある挿入部を有し、おもに消化管や気管支といった屈曲や枝分かれする器官に挿入されて用いられます。硬性鏡は、直接、腹や胸などに穴をあけて、その穴を通して手術を行う内視鏡外科手術などで多く用いられています。

内視鏡の歴史

身体の中を観察したり治療するための器具は古くからあり、紀元前四世紀の古代ギリシャの医師ヒポクラテスの時代にも、何らかの器具を使って肛門の検査が行われていたと言われています。また、紀元一世紀にヴェスビオ火山の噴火で埋没したポンペイの遺跡からも体内の観察に用いられたとみられる器具が発掘されています。

時代はずっと進んで一八〇〇年代になると、ボチニやデソルモなどが、ろうそくやランプの光を導く特殊な器具を用いて尿道や膀胱を観察しています。デソルモはこの器具にEndoscope（内視鏡）という名称をつけています。

胃の内視鏡検査については、ドイツの内科医クスマウルが、一八六八年、外径一三ミリメートル、長さ四七〇ミリメートルの金属管（胃鏡）を使い、剣を呑みこむ大道芸人の食道や胃を観察しました。その後、さまざまな胃鏡がつくられましたが、それらは曲げることのできない硬性鏡でした。一九三二年、シンドラーおよびヴォルフは、内部に多数のレンズを配し、本体をある程度曲げても像を伝えることができる軟性胃鏡を完成させました。これにより、患者の苦痛も軽減し、事故も少なくなったそうです。

その後、一九四九年に東京大学医学部付属病院分院外科の宇治達郎医師から「患者の胃の中を撮影するカメラをつくってほしい」という依頼がオリンパス光学工業（現・オリンパス）にもちこまれ、胃カメラの開発が始まりました。胃カメラは、その名のごとく、軟性の挿入部の先端に、フィルムと光源が搭載され、胃の中で写真を撮るものです。その開発においては、極小広角レンズの開発、超小型光源の検討、軟性管の材質選定、水漏れや度重なる故障対策など、何もかもが手探りの中、大変な苦労があったと言われています。その当時、生体医工学という言葉はなかったかもしれませんが、これらの開発は、まさしく医学-工学の連携のもとに、医療機器が開発された初期の事例と言えると思います。その後も、多くの医師との協力のもと、さまざまな改良や使い方の工夫がなされ、胃カメラはより実用的なものとして広く普及するに至り、アメリカのハーショビッツによるファイバスコープの開発を経て、現在はビデオスコープの全盛を迎えています。

現在の代表的な内視鏡であるビデオスコープの構造について、みていきます。

ビデオスコープの構造

ビデオスコープとは、先端部に内蔵した撮像素子によって観察対象の像を電気信号に変えて伝送し、それをTV画面に表示して観察する内視鏡です。電子スコープや電子内視鏡と呼ばれる場合もあります。

① ビデオスコープ　図55に一般的なビデオスコープを示します。先端から、挿入部、操作部、ユニバーサルコード部、コネクタ部で構成されます。挿入部は、曲がりくねったからだの中を、患者に苦痛を少なく挿入するため、やわらかくつくられています。また、からだの中をくまなく検査

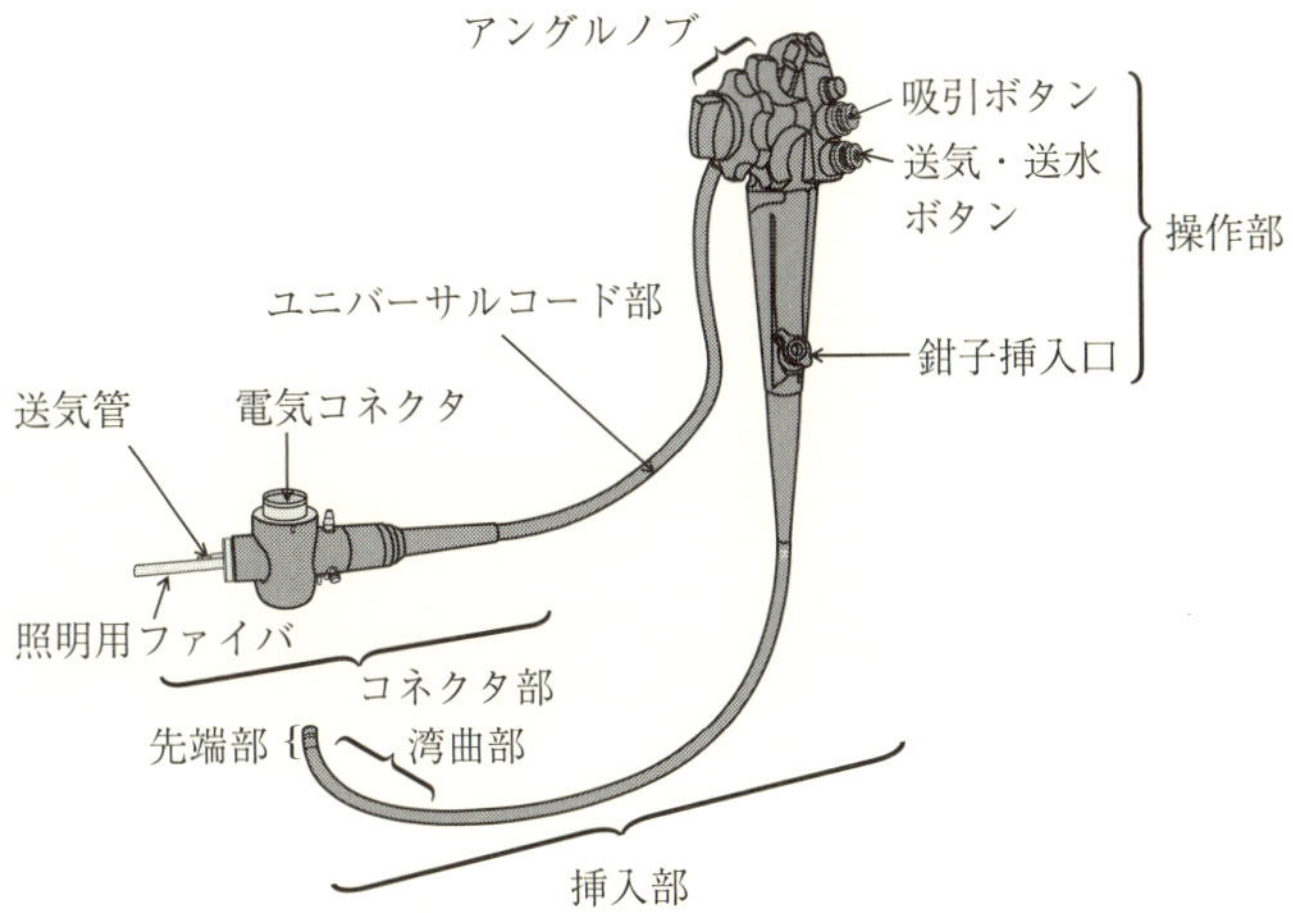

図 55　ビデオスコープの各部

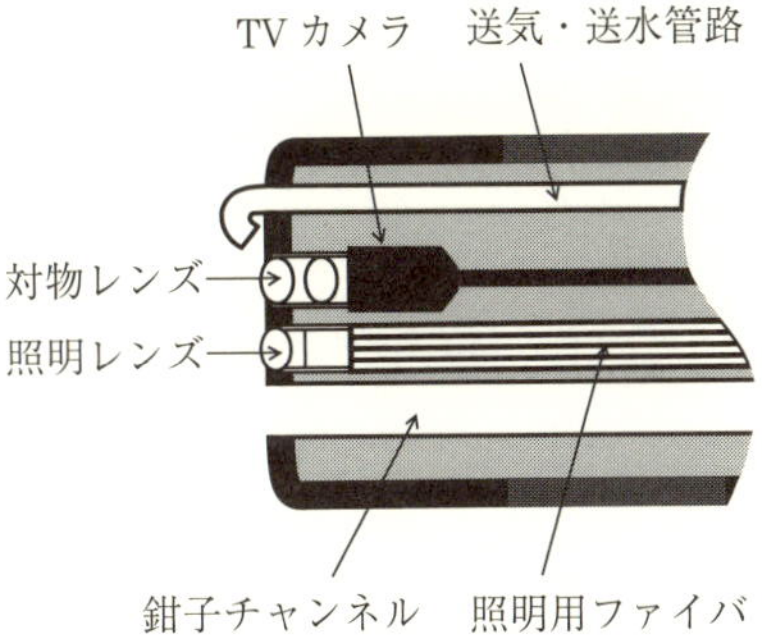

図 57　ビデオスコープの先端部（断面）

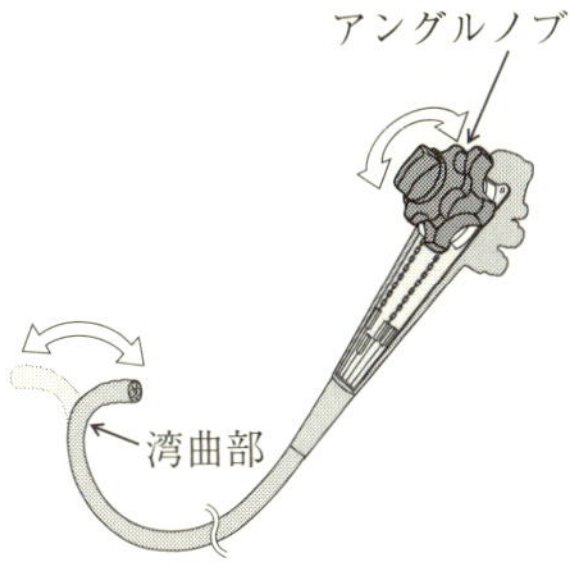

図 56　ビデオスコープの湾曲構造

するため、先端には湾《わん》曲部が設けられています。湾曲部は多数のリング状の部品を連結して構成され、その内部にはワイヤが通っています。このワイヤは操作部のアングル機構に接続され、アングルノブを廻すことで、手元から湾曲部の角度を操作できます（図56）。ビデオスコープの先端部（図57）には、からだの中を撮影するTVカメラ、光源装置から供給された照明光を照明レンズへ伝達する照明用ファイバを備えています。先端部の外径は、用途によってさまざまですが、胃用では九〜一〇ミリメートルくらいの太さのものが多く用いられています。そのほか、レンズに付着した汚れを洗浄したり、観察時に胃などを膨らませたりするために水や空気が通る送気・送水管路や、各種鉗子《かんし》（医師が処置などを行うときに使用する道具のことを、鉗子と呼びます）などの処置具を、操作部の鉗子挿入口からスコープの先端まで挿通するための鉗子チャンネルを備えています。

コネクタ部は、内視鏡先端部から連なる照明用ファイバと、TVカメラからの電気信号を伝える電気コネクタを備え、それぞれ、光源装置とビデオプロセッサ装置につながります。

②　ビデオスコープシステム構成　からだの中の映像を見るためには、ビデオスコープを、光源装置、ビデオプロセッサ装置、TVモニタ装置などと組み合わせる必要があります（写真22）。

光源装置は、体腔内を照らす照明光の供給源です。光源装置で発せられた照明光は、スコープに内蔵された照明用ファイバによりスコープ先端部の照明レンズへと伝送され体腔内を照らします。

ビデオプロセッサ装置は，ビデオスコープ先端部のＴＶカメラから送られる電気信号を画像信号に変換します。ＴＶモニタ装置は，その画像信号を受け取って映像を表示します。ビデオプロセッサ装置は観察画像の拡大，色合いの強調，記録などの画像処理の機能も有しています。最近ではハイビジョン信号に対応したビデオプロセッサ装置とＴＶモニタ装置も導入されています。

また，必要に応じて写真撮影装置やＶＴＲなどの記録機器を接続して観察画像の記録が行われます。

③　内視鏡用処置具と高周波焼灼電源装置　そのほかに，内視鏡と組み合わせて使用するものに，内視鏡用処置具と高周波焼灼電源装置があります。内視鏡用処置具は鉗子チャンネルを介して体腔内へ誘導され，粘膜組織の採取や病変部の切除などの治療に用いられます。切開や止血などの用途や使用する

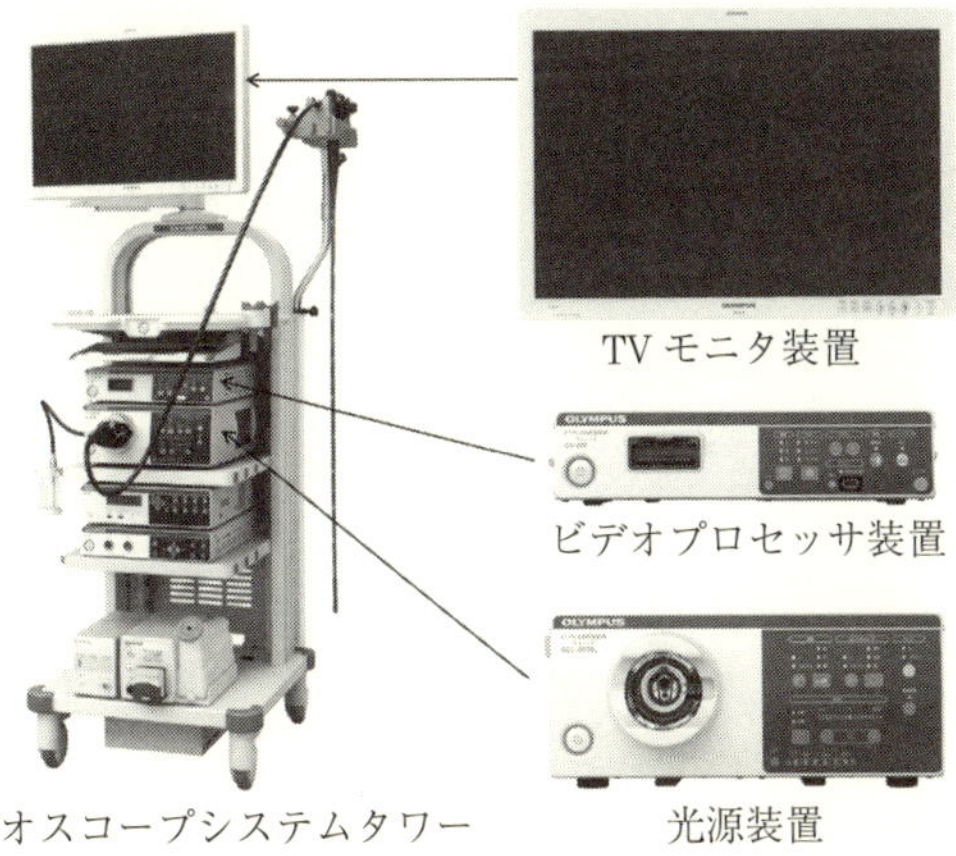

写真 22　ビデオスコープシステムの構成

スコープの違いによって、多くの種類があります。

　高周波焼灼電源装置は専用の処置具と組み合わせて使用される電気メスです。この装置で発生させた高周波電流を処置具へ供給し、処置具先端と病変部との接点に電流を集中させてジュール熱を発生させ、病変部を焼き切ったり、出血を止めたりします。各種処置具の開発と高周波焼灼電源装置の高性能化が進んだことで、病変部粘膜のみの切除が可能となり、初期のがんなどの治療に用いられています（図58）。

特殊な光を用いて生体をみる

　消化管の内部の病変を直接観察する内視鏡は、胃がんや大腸がんなどの病気の早期発見におおいに役立ってきました。さらに近年、内視鏡観察時に照射する光を工夫して、がん病変に特徴的な性質を考えに入れて、精度良く、早期がんの可能性ある組織を検出する

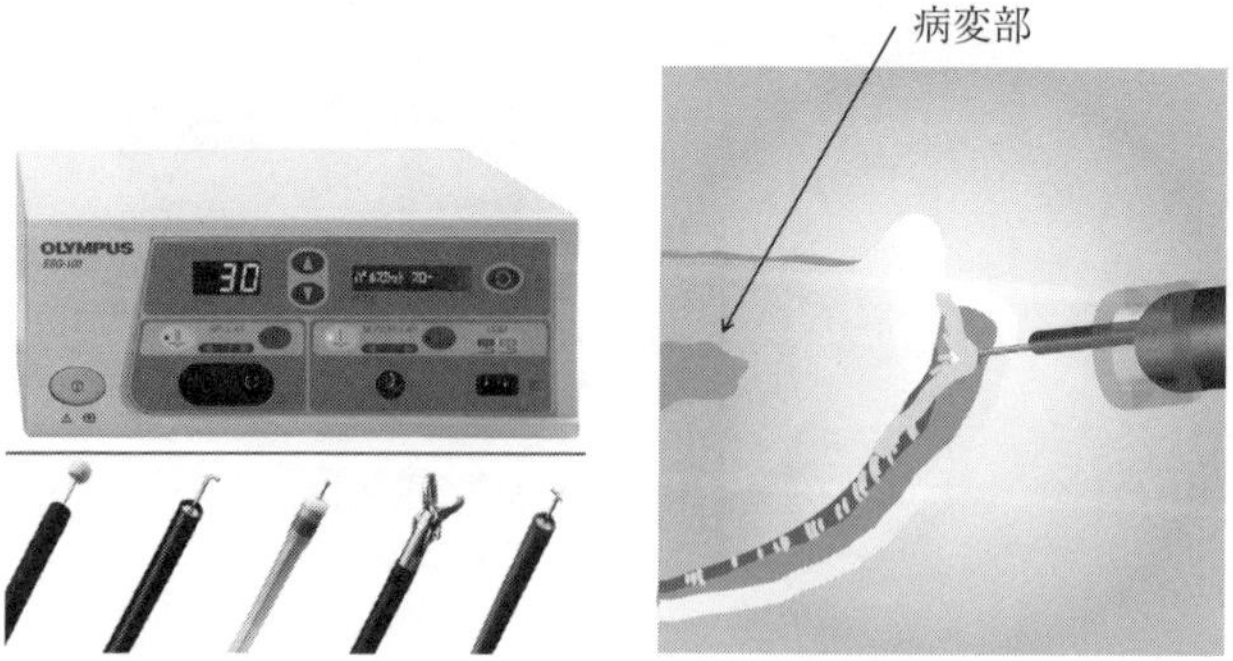

（a）　高周波焼灼電源装置と処置具先端部

（b）　内視鏡による病変切除術（イメージ図）

図58　内視鏡処置・治療に用いられる器具（一例）

ことが可能になりました。

消化管のがんは、食物が通過する側の表層を覆っている粘膜の細胞の遺伝子が傷つき、無秩序に増殖する性質を獲得することで生じます（図59）。細胞は増殖する際に栄養を必要としますが、がん細胞は、自ら血管をつくり出す物質を分泌し、周囲に新たに毛細血管をつくり出すことが知られています（血管新生）。狭帯域光観察（**NBI; Narrow Band Imaging**）は、がん細胞のこのような特徴を利用したがんの可能性のある組織の描出法の一つです。

図60にNBIの基本原理を示します。NBIでは、観察時、血液中のヘモグロビンに吸収されや

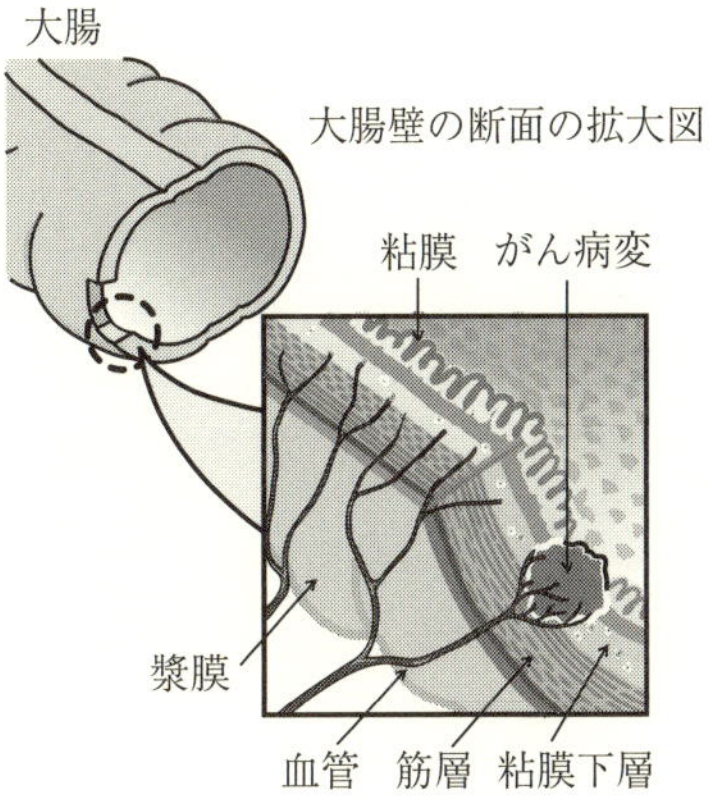

図 59　大腸壁の組織構造とがん病変

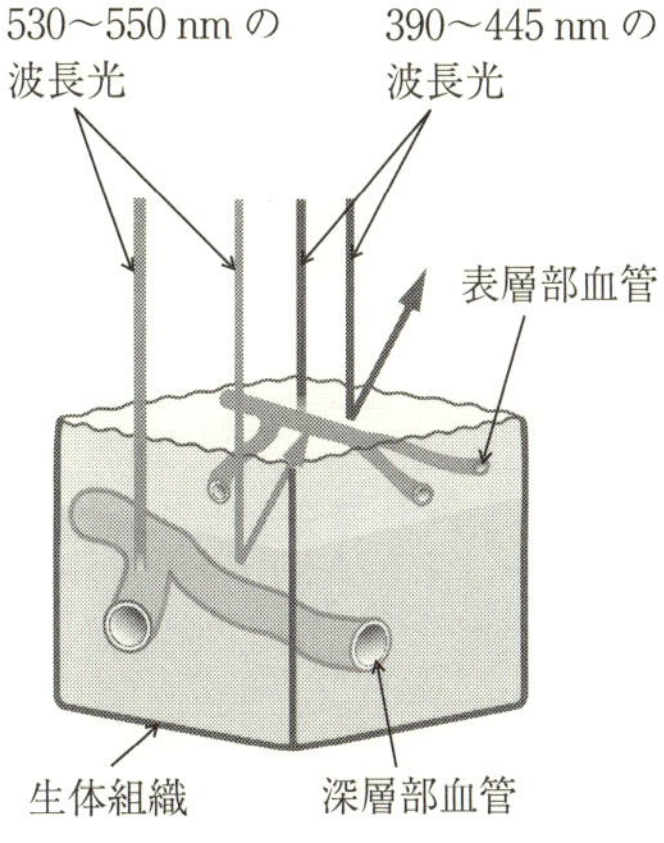

図 60　NBI の基本原理

すい二つの波長領域、すなわち三九〇から四四五ナノメートルと五三〇から五五〇ナノメートルの光を選択的に照射します。どちらの波長領域の光も血液に強く吸収されるため、内視鏡画像上で血管が黒く描出されます。波長が三九〇から四四五ナノメートルの光は、粘膜表層で強く反射・散乱される性質を持ち、粘膜表層の毛細血管と細胞のなす微細構造をコントラスト良く描出します。一方、五三〇から五五〇ナノメートルの光は、血液による吸収はやや弱いものの、組織のより深部まで到達し、深部の太い血管を描出できます。その結果、ＮＢＩでは、血管新生を伴う早期がんの可能性のある組織をコントラスト良く検出できます。写真23は舌の裏側の粘膜をＮＢＩにて観察した画像です。通常光観察と比較して粘膜下の血管が明瞭に再現されています。

さまざまな医療機関での研究により、早期がんの可能性のある組織の検出に有効性が認められ、ＮＢＩは二〇一〇年四月より保険適用されました。現在では消化管のがんのみならず、膀胱や肺がんへの応用が期待されています。

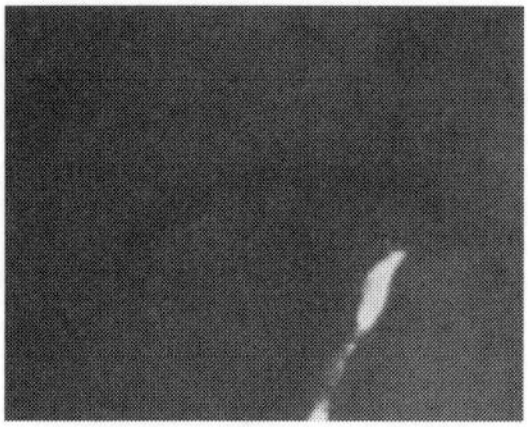

（ａ） 通常光観察像

（ｂ） NBI 観察像

写真 23 ヒト舌裏粘膜の観察像

飲み込む内視鏡

もう一つの内視鏡の進化型としてあげられるのがカプセル内視鏡です。カプセル内視鏡は、まさに薬のように飲み込み、消化管を通過させて撮影を行う、患者にとって負担の少ない検査デバイスです。カプセル内視鏡の出現により、いままで内視鏡検査が難しかった小腸の病変も検出することが可能となりました。

オリンパスのカプセル内視鏡を例にとって説明します（写真24）。カプセル内視鏡は、外径一一ミリメートル、長さ二六ミリメートルのカプセルの内部に、高解像度ＣＣＤ、自

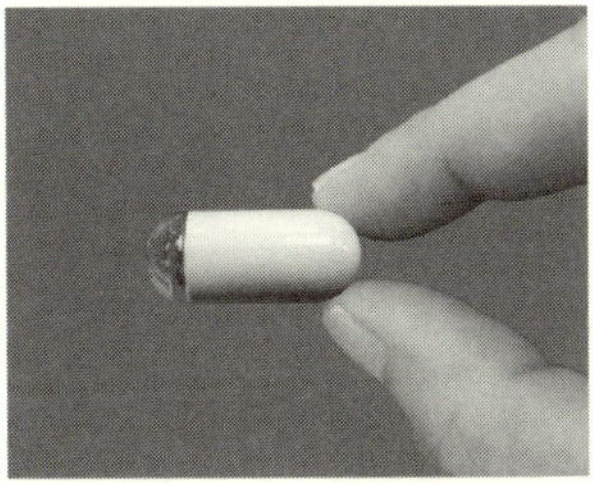

（ａ）　カプセル内視鏡

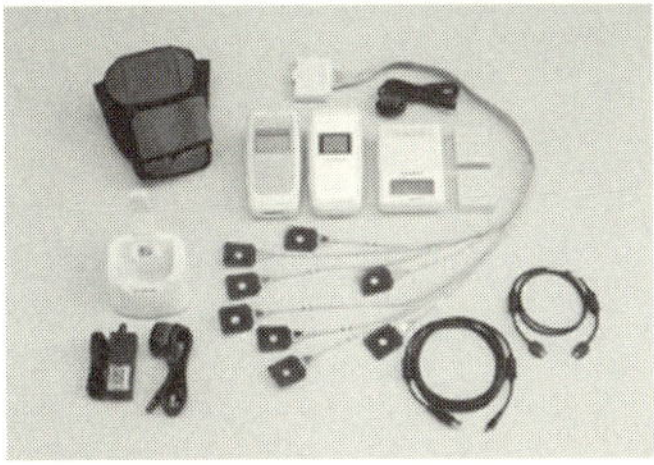

（ｂ）　受信装置・アンテナユニット・ビュワー

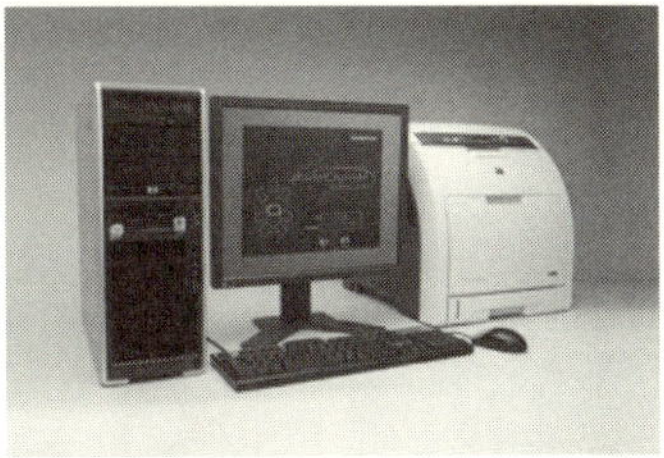

（ｃ）　ワークステーション（画像解析システム）

写真24　カプセル内視鏡システム

動調光機能を搭載した小型カメラや照明を内蔵しています。カプセルは、消化管の蠕動運動《ぜんどう》（食べたものを移動させるための収縮運動）によって移動しながら、一秒間に二枚、約八時間かけて合計約六万枚、消化管表面をくまなく撮影します。撮影画像は、カプセル本体から無線で患者が身に着けたアンテナに送信され、順次受信装置に蓄えられます。患者は、カプセルを飲み込んでから一～二時間後には病院を出て通常の生活に戻ることができます。撮影終了後、医師が受信装置から画像データをワークステーションにダウンロードして診断します。カプセル内視鏡は、内視鏡の高画質化のための光学技術や画像処理技術、また小型化のための精密工学技術など、さまざまな先進技術の総結集によって実現されました。

カプセル内視鏡は、二〇〇七年に日本国内においても薬事承認、保険適用されて以来、広く臨床の場で使用されてきています。

内視鏡外科手術

通常の外科手術は、腹部や胸部の皮膚を切って、臓器にできた病気や傷に直接治療を施しますが、手術の傷が治るまで長い間の入院を強いられる可能性があります。

この外科手術の世界に革命をもたらしたのが、内視鏡の技術を利用した内視鏡外科手術です。腹や胸に数か所五から一〇ミリメートル程度の小さな穴を開けて、内視鏡や治療のための道具（鉗子や電気メスなど）を腹の中（腹腔）や胸の中（胸腔）に入れ、内視鏡の画像を見ながら行う手術方法です。内視鏡外科手術で使用される機器には、①硬性鏡などの観察用装置、②手術空間の形成・アクセスする周辺装置、③鉗子などの手術器具類があります。代表的な内視鏡外科手術である腹腔鏡下手術を図61に示します。

腹部や胸部の内視鏡外科手術は、呼吸器外科や産婦人科などで、一九六〇年代頃から行われてきましたが、当時は、現在のように広く普及することはありませんでした。その後、内視鏡に装着して使える小型のビデオカメラ、本来空間がない腹腔に空間を形成する装置（気腹器など）のほか、腹腔内での処置に適したさまざまな形状の手術機器が開発されたことにより、初めて本格的な外科手術が行えるようになりました。患者の生活の質（ＱＯＬ）の向上に大きく貢献するこの術式は、技術の進展に後押しされて、日本でも一九九〇年代以降、急速に普及してきました。

患者にとって術後の傷が小さい分（図61(b)）痛みも少なく傷の治りも早いために、入院期間が短く医療費も少なくて済みます。さらに術後の社会復帰も早くなるなど、多くのメリットがあります。また、医師にとってもいろいろなメリットがあります。例えば、モニタで患部を拡大視することで通常目では見えない微細な組織構造までを把握できることや、従来の外科手術では手が入らないような狭い空間での処置が可能になることなどがあげられます。手術に参加しているスタッフ全員と施術の状況を共有したり、若い医師への教育的効果が期待できるのも、内視鏡外科手術の特徴と

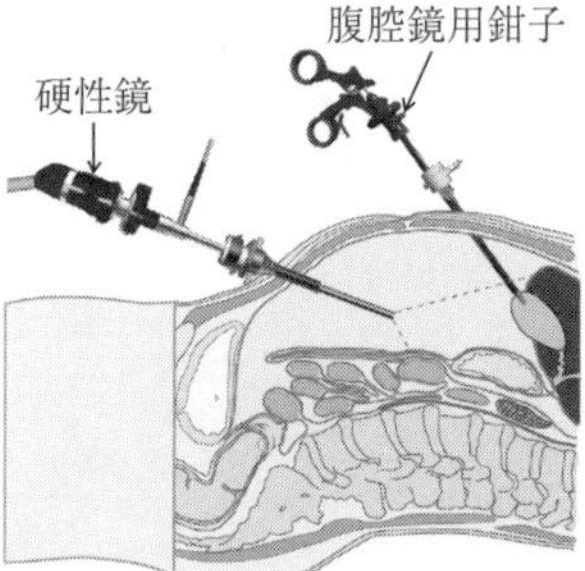

（a） 腹腔鏡下手術

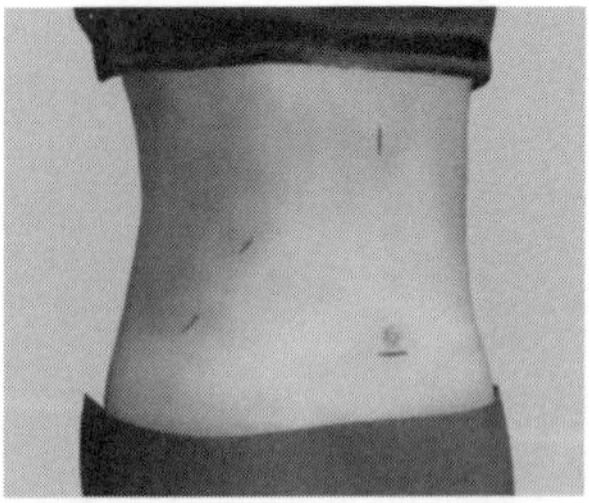

（b） 腹腔鏡下手術の手術創

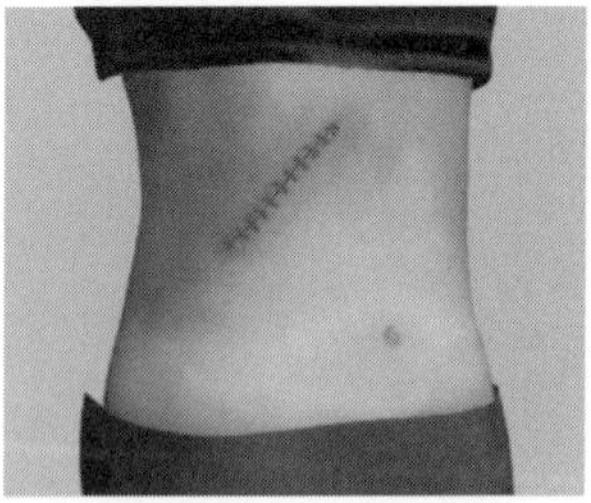

（c） 開腹手術の手術創

図 61 腹腔鏡下手術（a）と手術創比較（（b），（c）：イメージ図）

言えます。

現在では、さまざまな手術が内視鏡外科手術で行われており、特に、胆石症の治療である胆嚢摘出術はそのほとんどが、内視鏡下で行われています。また、腹部や胸部以外にも、関節に小さな穴を開けて関節鏡下に行う手術などが、整形外科領域における膝関節靭帯の手術などに広く利用されています。

内視鏡外科手術は大変有益な方法ですが、その一方で、内視鏡画像を見ながら行う新しい手術方法を習得しなければならない医師の負担は少なからずあります。それを補うための技術開発が継続的に続けられています。

例えば、従来の２Ｄ映像では難しかった臓器の立体的な把握をサポートするために、３Ｄ内視鏡が実用化されています。手術の精度の向上や手術時間の短縮に貢献することが期待されています。

また、通常、血管などを切る際には、出血させないよう糸で血管を縛ってから切りますが、内視鏡外科手術では小さな穴を通して手術を行うため、糸を縛るなどの作業は大変難しい操作となります。このような操作をより簡便にするために、超音波凝固切開器具（写真25）などのさまざまなエネルギーを活用した手術用デバイスが開

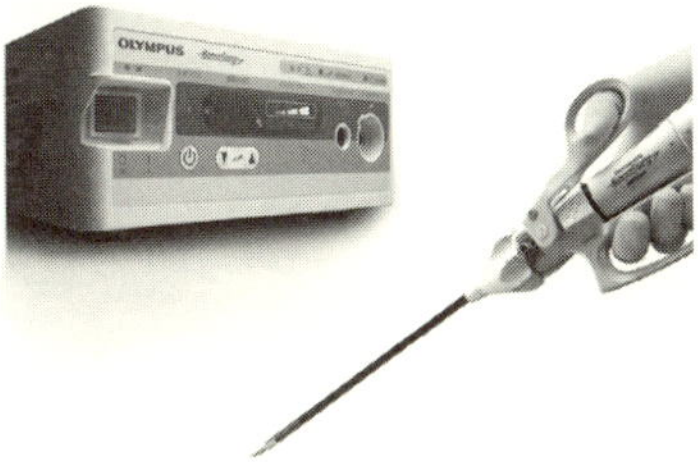

写真 25　超音波凝固切開器具

発されています。超音波凝固切開具では、器具の先端部で血管などの組織を挟み、そこに超音波振動を作用させ摩擦熱を発生させることにより、挟んだ血管や組織を凝固すると同時に切離まで行うことができます。複雑な操作も道具の入れ換えもなく、一度に作業を完了することが期待できます。このような技術の進歩が、内視鏡外科手術の作業のやりやすさを高め、低侵襲な手術の普及におおいに貢献しています。

以上、説明してきたように内視鏡やその周辺技術は、いまや医療に欠かせない道具になっていると言って過言ではないと思います。早期診断、低侵襲な医療の進歩を支える技術として、今後もますますの発展が期待されます。このような医療機器を開発していくとき、大きく力を発揮するのが生体医工学です。さらなる技術の進化のためには、いままで以上に、生体の特性や病気を理解し、また、医療の現場の期待を組み入れていくことが必要と思います。また、ここに、新しい技術開発のヒントも埋まっていると思います。人々の健康と安全を支える医療技術の発展に向け、生体医工学のさらなる進歩がますます期待されます。

〔小賀坂高宏〕

5　福祉に利用されている機器　――　車いす

さまざまな車輪の数の車いす

車いすは移動手段の「車」の機能とからだの姿勢を保持する「いす」としての機能の両方の機能を持った福祉機器です。そのどちらの機能も重要で、ベッド上にいる以外の一日の大半を車いす上で過ごす対象者や、自分では姿勢を保持することのできない対象者もいることから、「いす」としての機能も大切となりますが、ここでは移動手段の機能を中心にお話しします。

現在、自分の手でこぐ手動の車いす、モータの力を利用した電動車いすを中心として、さまざまな種類の車いすが開発され提供されています。車いすは一般には下肢が不自由な方が手でこぐことで移動します。しかし片麻痺の方など、片方の腕しか自由に動かせず手でこぐことは難しいが、逆に片方の足でこぐことのできる方が使用する足こぎ用の車いすもあります。ここではまず手こぎの車いすを取り上げたいと思います。

図62から図65には、現在発売されている手こぎの車いすの例を示しました。皆さんが学校や病院で普段見かける車いすとは、どのような点が異なるでしょうか。まず車輪の数が異なることに気がついたでしょうか。図62の車いすのように通常は前輪のキャスターと呼ばれる補助輪が二輪あり、手で持つハンドリムと言われる部分を持った大きめの駆動輪が二輪ある四輪の構成となっています。図63は陸上競技用車いすですが、大きい前輪（補助輪）が一つしかない三輪の構成です。図64は同じくスポーツで用いるテニス用車いすですが、キャスターが前に二輪、後方に一輪の計三輪と駆動輪二輪の五輪の構成となっています。バスケット用の車いすもほぼ同じ構造ですが、テニスはネットを挟んで対戦するため衝突する心配がないのに対して、車いすバスケットでは、かなり激しく車いす同士が衝突することがあるため、足部にガードが付いています。図65は、さらにキャスターが増え、前と後各二輪の計四輪となり、駆動輪の二輪と合わせて計六輪の構成となっています。なぜこのようにさまざまな車輪の数の車いすがあるのでしょうか。それ以外にもいろいろと異なる点が見つけられると思います。例えば、陸上競技用車いすやテニス用の車いすは駆動輪がハの字形についています。

図62の車いすはモジュール型車いすと呼ばれ、車体本体、腕を置く部分のアームレストにさまざ

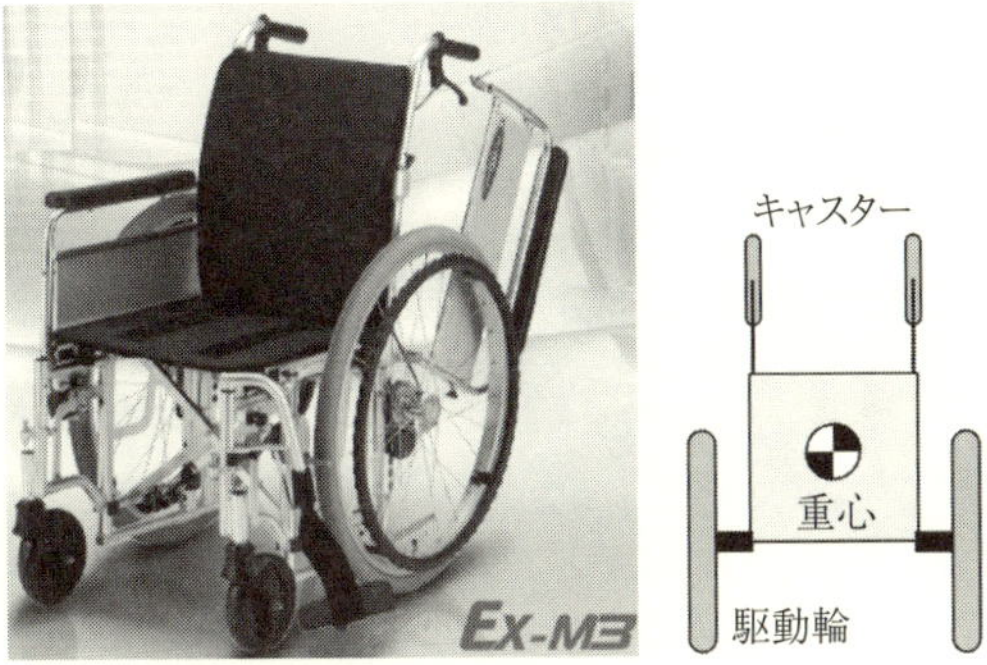

図 62　モジュール型車いす（EX-M3）
〔写真提供：日進医療器株式会社〕

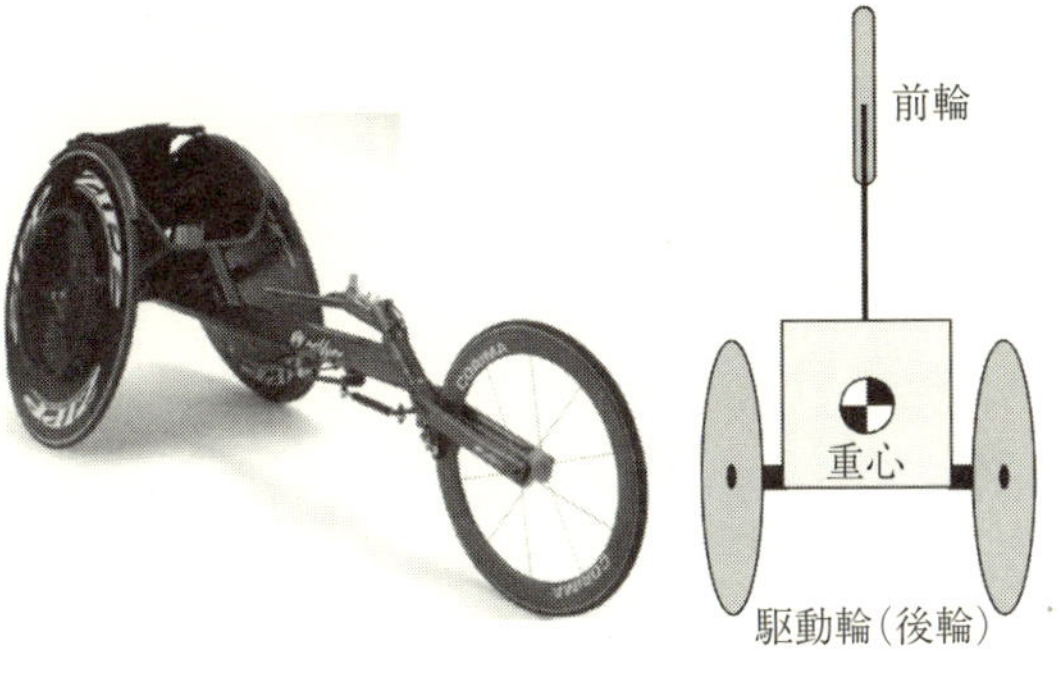

図 63　陸上競技用車いす（NSR-09）
〔写真提供：日進医療器株式会社〕

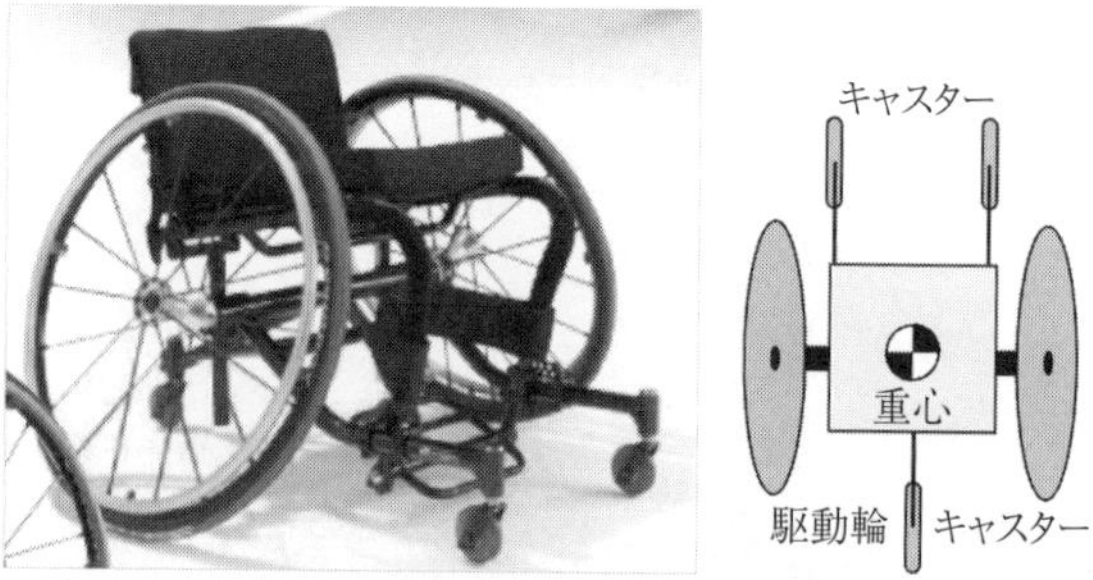

図 64　テニス用車いす（NST-07）
〔写真提供：日進医療器株式会社〕

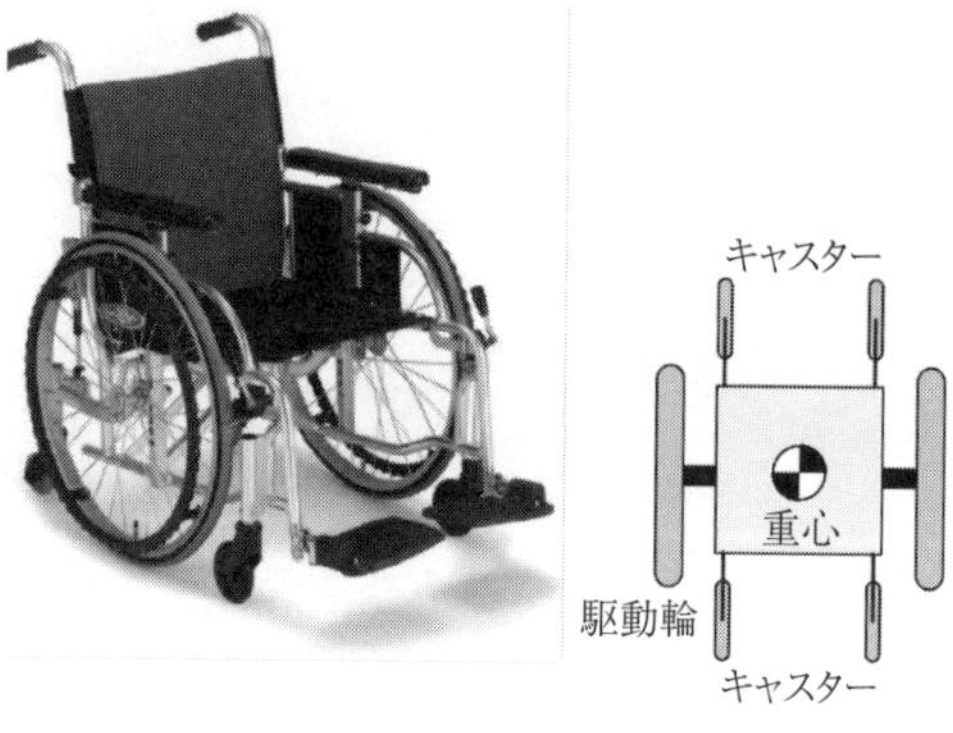

図 65　6 輪車いす（6 輪車 R）
〔写真提供：日進医療器株式会社〕

まな大きさ、形、色のものが用意されている場合があります。駆動輪の大きさや、キャスターやブレーキもさまざなタイプのものが選べます。また駆動輪の前後上下の取付け位置やアームレストの高さなどさまざまな調整機能を備えています。図62の車いすでは座幅を簡単に調整できる機能があります。車いすは使用する個人の体型やからだを支える力、使用する環境に合わせる必要があるため、このような調整機能が用意されているのです。

図63の車いすの前輪は、ほかの車いすと比べてかなり大きいものがついています。また後方の駆動輪がハの字型に傾いてついていますが、この傾き角度のことをキャンバー角と言います。また前輪と後輪の間が大きく離れています。この前輪と後輪の距離はホイールベースと言います。図64の車いすの駆動輪にはさらに大きなキャンバー角がついています。少しわかりにくいですが、図62のような通常の車いすでは、駆動輪は座の後端の背中のフレームの真下あたりについているものがほとんどです。この車いすでは駆動輪が前方に移動され、座席の中央、すなわち人の重心の真下あたりにつけられています。

姿勢と車いす

図64のテニス用車いすでは、フットレストと呼ばれる足置きの位置も通常の車いすと異なってい

て、通常は少し前方についているのですが、膝を曲げて足を置く形となっています。また背もたれも低いものとなっています。これら足置きの位置や背もたれの高さは上半身の動かしやすさに関連しています。

図66を見てみましょう。中央(b)の図のように、人は足を前に投げ出した状態で机についての作業などを行おうとすると、骨盤が後ろに傾き脊椎が丸くなりがちです。このような姿勢では、腕を前後に上げたり回したりの作業が行いにくくなります。また普通のいすではお尻が前に滑っていきがちで、ますます悪い姿勢となってきます。一方、図66(c)のように膝を深く曲げて座ると、骨盤が前に傾き脊椎が立ち上がってきます。このような姿勢のほうが腕や上半身を活発に動かしやすくなります。背もたれは、高くなるほど上半身を支え姿勢を保持するのに役立ちますが、上半身を活発に動かしたいときには、その動きの妨げとなってしまいます。テニスのときのよ

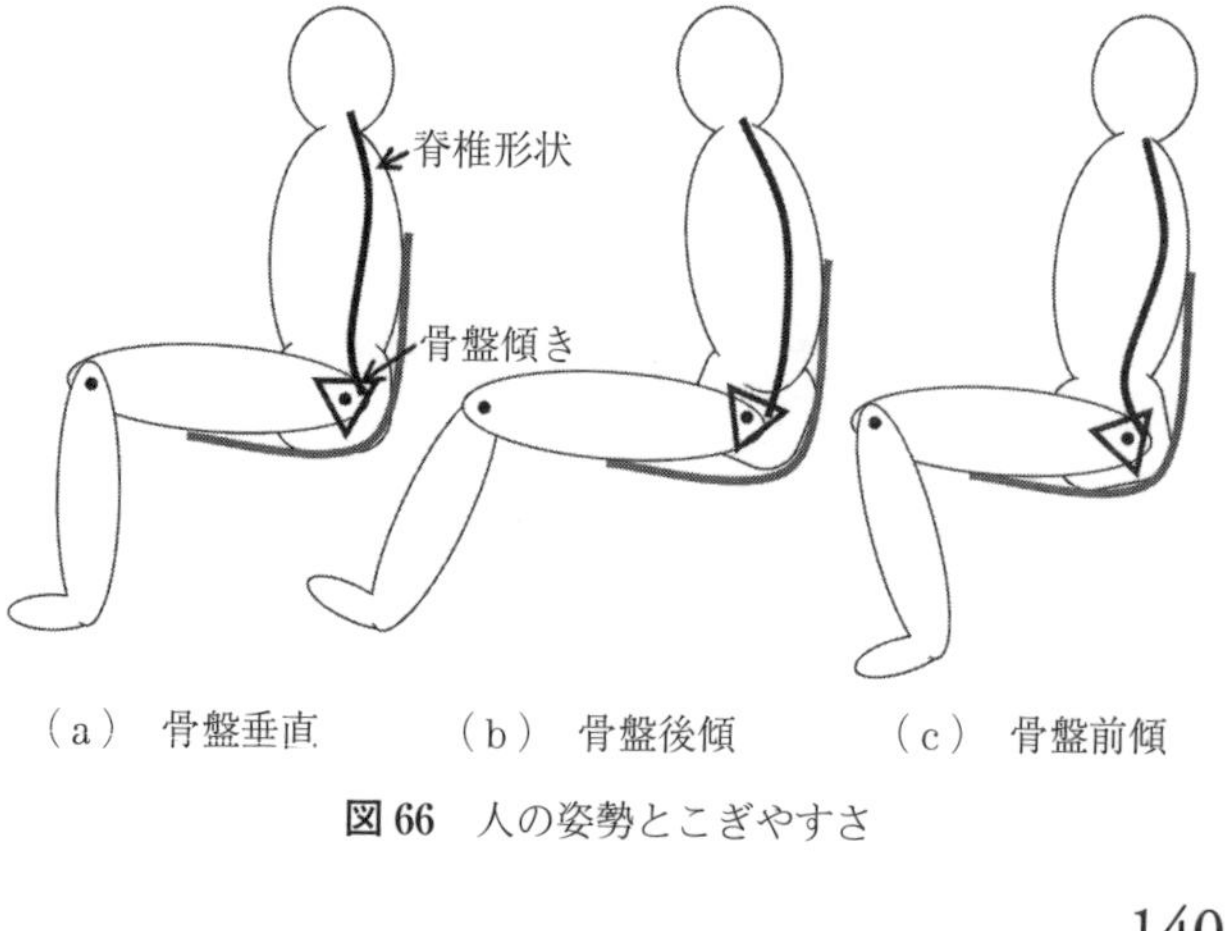

（a） 骨盤垂直　（b） 骨盤後傾　（c） 骨盤前傾

図66 人の姿勢とこぎやすさ

うにラケットを持ってボールを打ったり、バスケットボールでボールをパスしたり、シュートしたりする必要があるときには、図66(c)のような姿勢、低い背もたれの高さのほうが適しているのです。余談ですが、足をいすの下に引いて背筋を伸ばした図66(c)のような活動的な姿勢のほうが、勉強にも適していると思います。

駆動輪の位置の違いによる効果

図64のテニス用車いすと同様、図65の6輪車いすも駆動輪がかなり前に出されており、座席の中央近くに設置されています。図64、図65の車いすのように駆動輪を前方に移動すると、どのような利点があるのでしょうか。またこれらの車いすにはなぜ後方にキャスターがあるのでしょうか、まず、この点について考えてみたいと思います。

車いすは図67に示すように体重を後ろにかけると、あるいは坂道にいくと、駆動輪の車軸を中心に車体とともに人体も回転します。これらの合成重心が車輪の接地点から真上に延ばした鉛直線より前にある間は転倒しませんが、この鉛直線を越えると後方に転倒してしまいます。車軸と重心を結んだ線とこの鉛直線の成す角を転倒角（後方安定角）と言い、どれくらいの角度まで後方に安定なのかについての指標になります。この図67(b)より駆動輪が前に出て重心に近くなると、転倒角が小さくなってくることがわかると思います。車軸が重心の真下にくると，転倒角がゼロ度になります。このような状態になっているのが図64，図65の車いすです。このままではすぐに車いすが転倒してしまうので，それぞれ一個と二個のキャスターが後方についています。テニス用車いすでは，平らな床やコートのみを走行するため，車体を地面に対して後方に傾けられませんが，図65の六輪車いすでは，後方のキャスターの支柱は，ダンパがつけられていて伸び縮みできるようになっています。このため車体を地面に対して後方に傾けることができるようになっており，段差を乗り越えるときなど，前側のキャスターを上げることが可能です。

駆動輪を前方に出すと転倒角が小さくなってしまうことがわかりましたが，何か利点はあるのでしょうか。車いすは右手と左手を逆方向に動かすと，左右駆動輪の中点を中心に旋回します。図65の六輪車いすでは，駆動輪と前後のキャスターの間の間隔は比較的近くなっており，車いすは左右駆動輪の中点を中

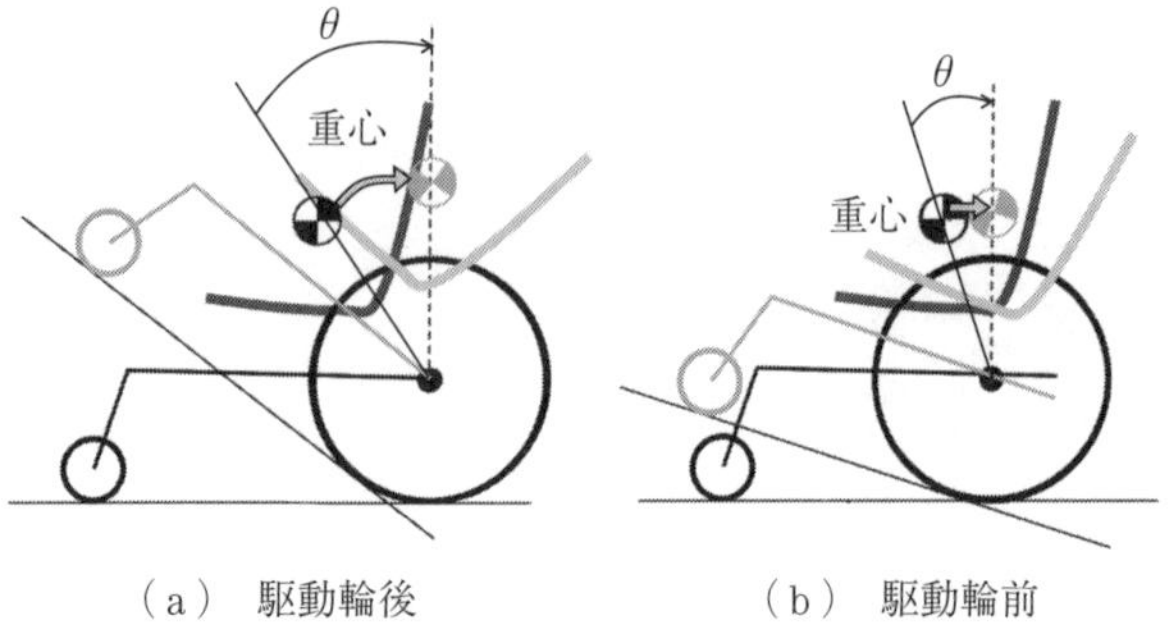

（a） 駆動輪後　　（b） 駆動輪前

図67 駆動輪の車軸の位置と転倒角（後方安定角）の関係

心に旋回するため、旋回半径が小さく小回りのきく車いすとなっています。

旋回に必要な力はどうでしょう、少し難しくなりますが、図68に示すように左右の駆動輪に与える駆動力f_dによって、人と車いすの重心を旋回させることになります。車軸が前にあるほうが、重心と回転中心の距離が近くなり、旋回に必要な力が少なくてすみます。これは重いものを近くで回すのと遠くで回すのと、どちらが楽かを考えてみれば理解できると思います。またキャスターには抵抗がかかりますが、旋回時の抵抗の大きさは、キャスターの回転方向の抵抗力f_cと回転中心となる車軸中心からの距離r_cの積によって決まります。この円周方向の力と回転中心からの距離の積をモーメントあるいはトルクと言います。例えば、図69にあるように車のハンドルでは、同じ力fで回したときには、ハンドルの半径rが大きいほうが中心軸に大きなモーメントTがかかります。キャスターの場合は旋

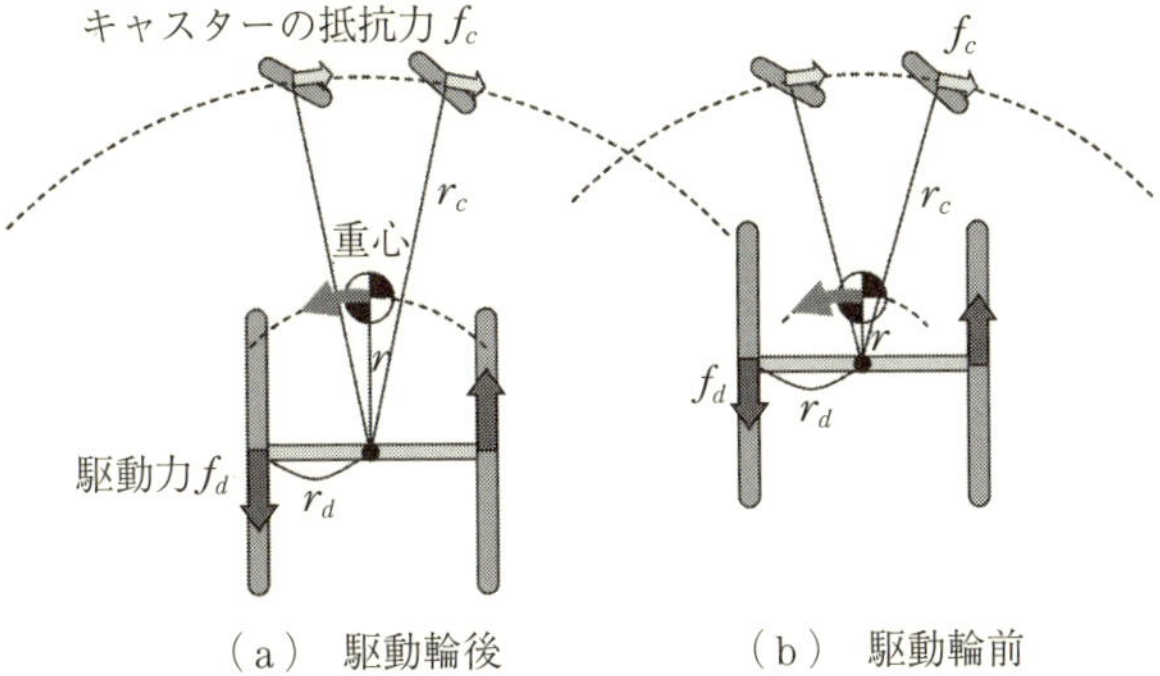

図68 駆動輪の車軸の位置と旋回に必要な力の関係

回中心からの距離が大きくなると抵抗モーメントが大きくなってしまうため、なるべく旋回中心が重心に近く、キャスターまでの距離が短いほうが旋回に必要なモーメントが小さくなり、旋回しやすいことになります。

一方逆に旋回しにくいほうが良い車いすもあります。それが陸上競技用車いすです。直進性を良くするため、駆動輪と前輪の間のホイールベースが長くなっています。この車いすで車輪の向きを変えるには、前輪の向きを変えるレバーを操作することになります。また、前輪は大きいほうが、一度回り始めるとなかなか止まらない、小さな段差や路面の凹凸を乗り越えやすくなるという利点があります。ただし、大きい前輪の車輪を二輪設け、左右に曲がるためのステアリング機構を設けると、重量も重くなってしまうため、前輪一輪、後輪二輪の計三輪の構成が採用されています。

図70に示すように駆動輪が前方にあり、重心と駆動輪間の距離のほうが重心とキャスター間の距離より短くなると、駆動輪

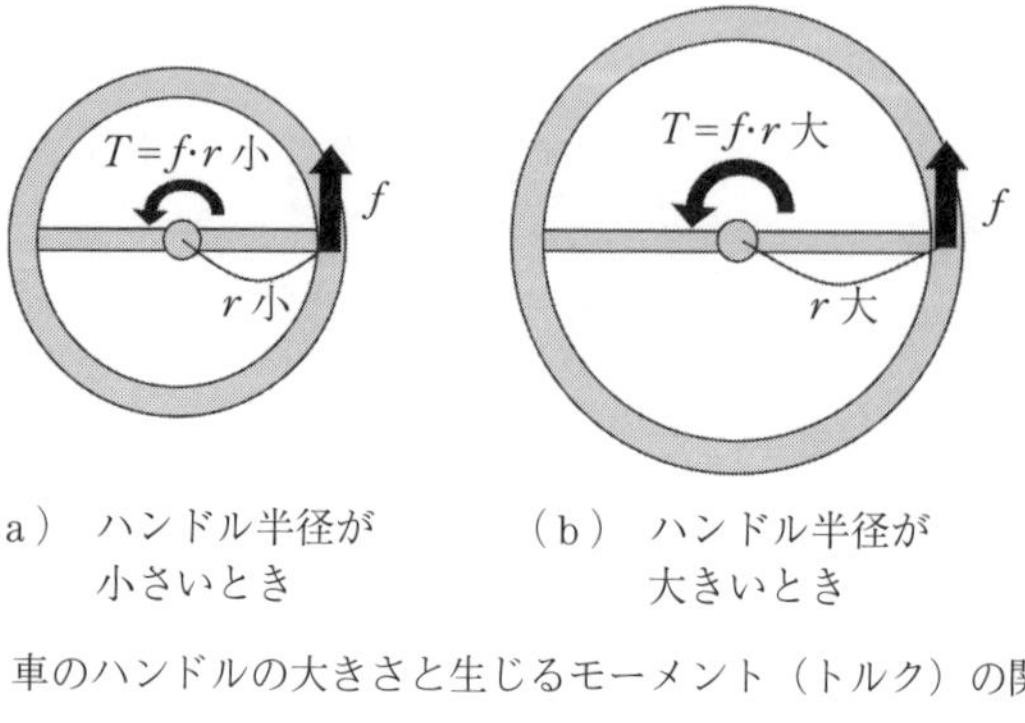

（a） ハンドル半径が小さいとき　（b） ハンドル半径が大きいとき

図69　車のハンドルの大きさと生じるモーメント（トルク）の関係

にかかる荷重のほうがキャスターより大きくなります。一般には、駆動輪のほうがキャスターよりは摩擦抵抗係数が小さくなるため、駆動輪が前方にあるときのほうが、全体の摩擦力も小さくなります。また図71に示すように駆動輪が前方にあり、からだに近いほうが駆動輪に対して手の届く範

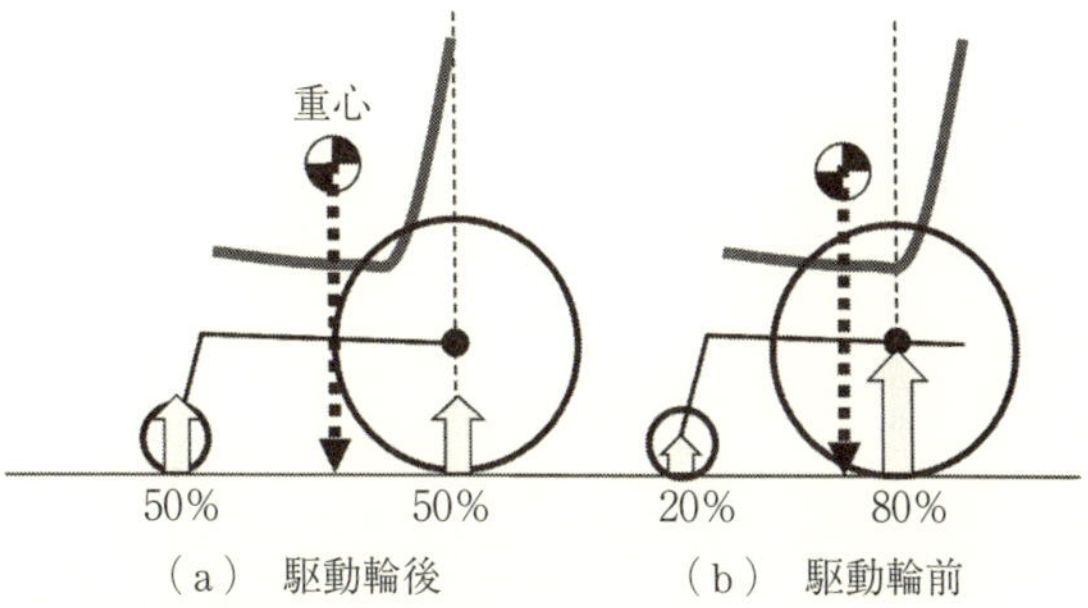

図70　駆動輪の位置と前輪と駆動輪にかかる荷重の関係
〔参考文献（18）をもとに作成〕

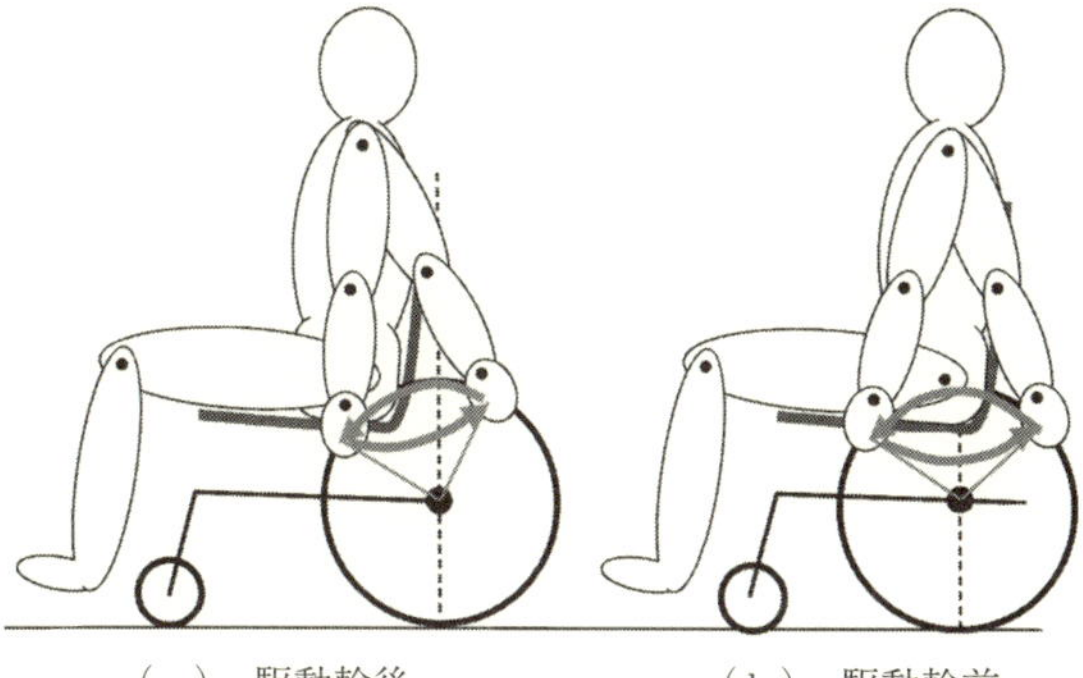

図71　駆動輪の位置と手の届く範囲
〔参考文献（18）をもとに作成〕

囲が大きくなります。

以上をまとめると、駆動輪を前に出すと、小回りができる、旋回しやすくなる、摩擦抵抗力が減少する、駆動輪に手の届く範囲が広くなるという利点がありますが、転倒角が小さくなって後ろに転倒しやすくなってしまいます。この転倒を防ぐために後方にもキャスターをつけたのが図64、図65の車いすです。

キャンバー角の効果

駆動輪にキャンバー角をつけることの利点をあげてみましょう。まず左右に傾いた路面でも安定し、直進性が良くなる点にあります。図72に示すように重心から真下に下ろした垂線と地面の交点が前輪、駆動輪の接地点から構成される平面内にあれば転倒しませんが、キャンバー角のあるほうが駆動輪の接地点間隔が広くなるため、横に傾いたときの安定性が良くなります。またハの字型に傾いた車輪はそれぞれ内側に切れ込もうとしますが、左右に傾いた斜面に置いたとき、重心から真下に下ろした垂線と地面の交点が谷側の車輪に近くなるため、山側に回りこもうとする谷側の車輪の効果が大きくなり、車いすが谷側に向きを変えるのを防ぎ、直進性を良くします。また先ほど述べたハンドドルの効果と同じく、旋回中心からこいだ力の伝わる接地点までの距離が遠いほど、旋回しやすくなるので、図73に示すように接地位置でタイヤが広がっていると、同じ駆動力f_dで旋回しても、旋回モーメントTが大きくなるため、非常に旋回しやすくなります。そのほかにハンドリムを持つ位置がからだに近い位置から、遠くなるにつれて少し広くなるほうが、こぎやすくなるという効果もあります。

ただし欠点もあります。車輪が内側に切れ込むように動くことから、直進方向とは違う方向に働く力の成分も発生してしまい、タイヤ接地部の面積も増加

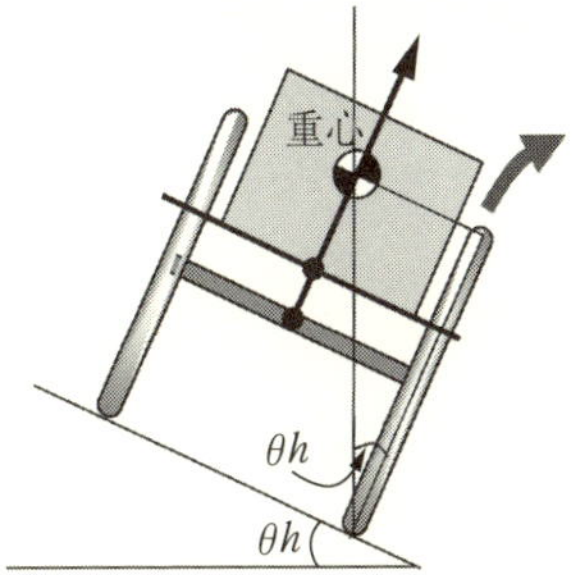

（a）　キャンバー角なし　　（b）　キャンバー角あり

図72　キャンバー角と左右に傾いたときの効果
〔参考文献（18）をもとに作成〕

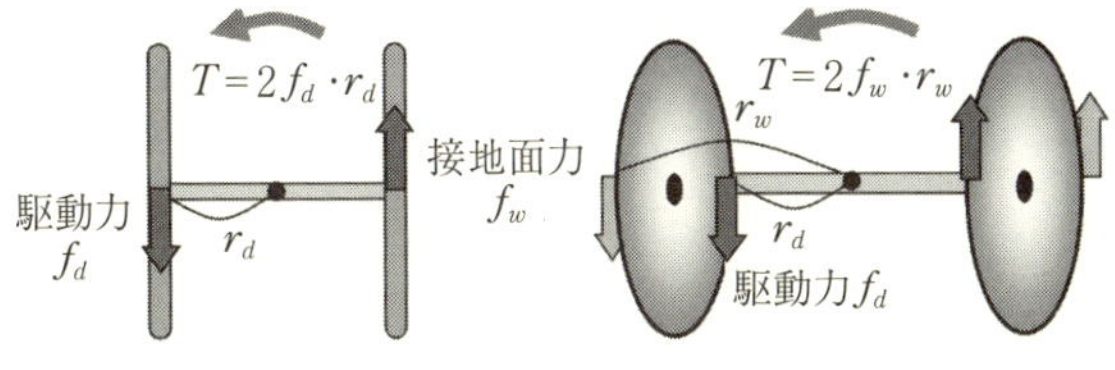

（a）　キャンバー角なし　　（b）　キャンバー角あり

図73　キャンバー角と旋回のトルク

するため抵抗も増加すること、全体幅が広くなって室内で使うのに適さなくなってしまうことです。

これからの車いす

これまでに市販化された車いすで、最もハイテクで多機能な車いすはどのような車いすでしょうか。すでに販売は終了していますが、インディペンデンス・テクノロジー社のｉＢＯＴ®はその候補の一つでしょう。この車いすはセグウェイを開発したことで有名なケーメン博士が、その前に開発した車いすで、四輪の駆動輪と二輪のキャスターを持っています。特徴は写真26に示すように二輪を使用して立ち上がることができることです。この機能により、使用者は立っている人と同じ目線の高さで活動することができます。この立ち上がって移動する技術がセグウェイにも応用されました。また、不整地、段差の走行、階段の昇り降りをするための機構も持っています。

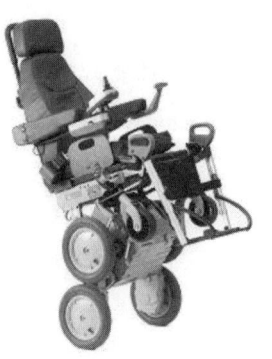

写真 26　iBOT® 4000 Mobility System〔写真提供：Independence Technology 社〕

立ち上がることのできる車いすの例としては、写真27に示すリーボＣ３があります。この車いすも六輪の構造となっていますが、座位のときには中央の車輪で駆動し、立位のときには前輪で駆動する構造となっていて、立位のときにも走行可能なのが特徴です。これら立ち上がり、階段昇降、座面と背面を同時に傾けるチルトができる多機能な電動車いすも開発されていますが、これらの車いすは大型化し、重くなる傾向にあるため、日本の家庭の中では使いにくい、また高価格になるという課題があります。

また電動アシスト自転車と同じようにこぐことによってモータでパワーをアシストする車いすも発売されています（写真28）。使い方は簡単で手こぎの車いすと同じようにハンドリムを回すだけです。ハンドリムにセンサが組み込まれていてこぐ力に応じてパワーアシストしてくれますので、特に坂道を上るときなど力が必要なときに楽にこぐことができます。坂道を下りるときにもモータによってブレーキがかかるので、必要以上に速度が出てしまうこともありません。ただし、加えた力から想定されるより、勢い良く進むので、最初は慣れが必要です。

これからはどういう車いすが必要になるでしょうか。ますます高機能な車いすもつくられていくと思いますが、そのような車いすは、使用することのできる対象者が限られることから、より軽くて使いやすい車いすに対する要望が高いと思います。軽さといった観点からは、チタン製やカーボンファイバ製の車いすもつくられていますが、まだまだ高価です。

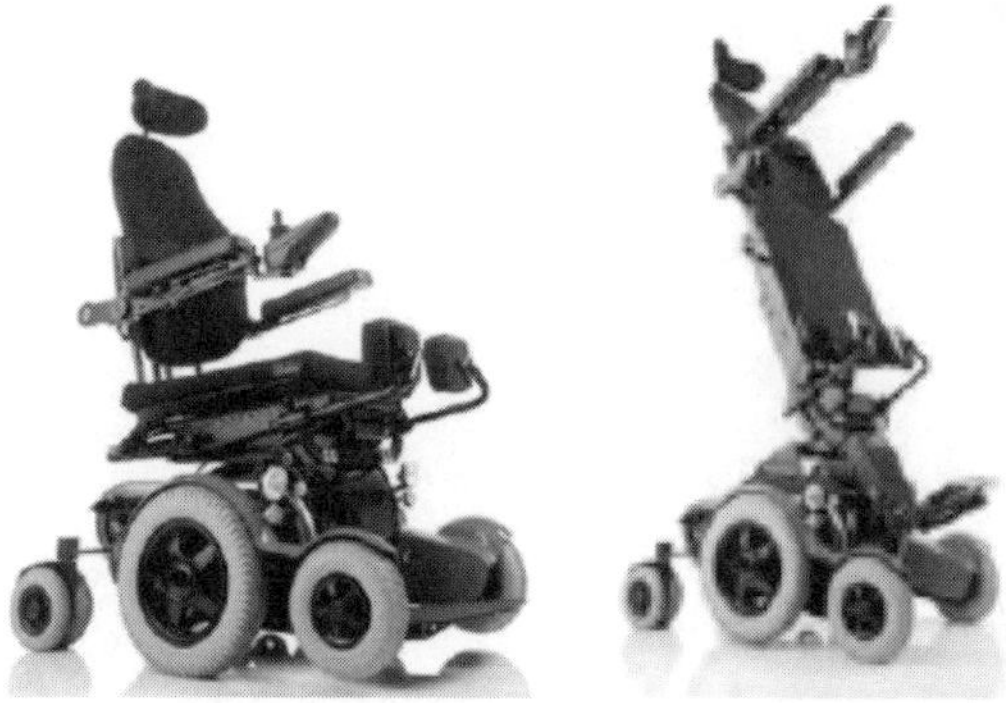

写真 27　リーボ C3〔写真提供：アクセスインターナショナル株式会社〕

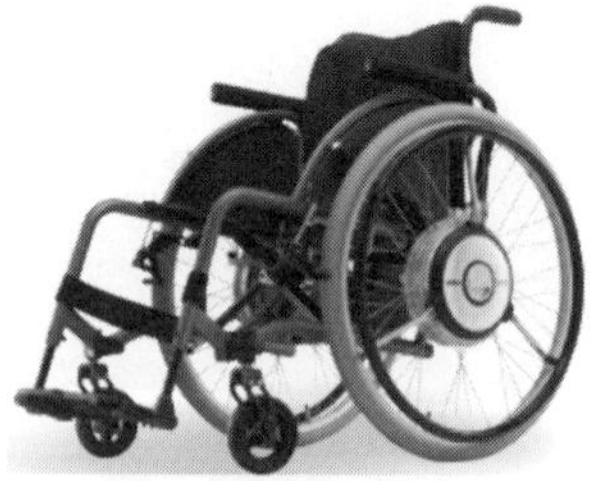

写真 28　パワーアシスト車いす（松永製作所 S-MAX に搭載されたパワーアシストユニット YAMAHA JWX-2）〔写真提供：株式会社松永製作所，ヤマハ発動機株式会社〕

車いすは、どのような症状の人が、どのようなときに、どのような生活環境で使うのかを考えて、その状況に合ったものを使うことが大切です。あらかじめ使用する場面に合わせてつくられた車いす、使用する場面に合わせて機能や形状を変更できる車いすが増えれば、より多い選択肢の中から使用する人に適した車いすを選べるようになるでしょう。特にこれからは、高齢の方がますます増えてきますので、高齢の方でも操作しやすい、介助しやすい車いすが必要になります。また、からだの動かせるところは動かして駆動できるようにし、からだの機能が衰えないようにする配慮も必要になるでしょう。

ここ四半世紀、特に手でこぐ車いすの基本構造は変化していません。古くから車いすを見ているわれわれには、車いすはこういう形のもの、といった固定観念ができ上がっているように思います。若い学生の皆さんの柔軟な発想に期待して、新しい車いすの研究、開発を進めていきたいと考えています。

〔花房　昭彦〕

参考文献

(1) 林紘三郎：『バイオメカニクス入門』、コロナ社、二〇一三年
(2) 大島宣雄：『入門医工学―医学をサポートする工学』、サイエンス社、二〇〇八年
(3) 林紘三郎：『バイオメカニクス』、コロナ社、二〇〇〇年（第六刷、二〇一二年）
(4) 望月修：『オリンピックに勝つ物理学（ブルーバックス）』、講談社、二〇一二年
(5) 望月修、市川誠司：『生物から学ぶ流体力学』、養賢堂、二〇一〇年
(6) 東嶋和子：『人体再生に挑む―再生医療の最前線（ブルーバックス）』、講談社、二〇一〇年
(7) 山中伸弥（監修）、京都大学iPS細胞研究所（編著）：『iPS細胞の世界―未来を拓く最先端生命科学（B&Tブックス）』、日刊工業新聞社、二〇一三年
(8) 大和雅之、岡野光夫（監修）：『再生医療技術の最前線（バイオテクノロジーシリーズ）』、シーエムシー出版、二〇一三年
(9) 堀内孝、村林俊：『医用材料工学（臨床工学シリーズ）』、コロナ社、二〇〇六年
(10) 東嶋和子：『よみがえる心臓―人工臓器と再生医療』、オーム社、二〇〇七年
(11) 日本人工臓器学会（編）：『人工臓器は、いま（増補新訂版）』、はる書房、二〇一三年
(12) 日本人工臓器学会（編集）：『人工臓器イラストレイティッド（CD付き）』、はる書房、二〇〇八年
(13) 森一生、山形仁、町田好男：『CTとMRI―その原理と装置技術―』、コロナ社、二〇一〇年
(14) デイビッド・ジェフリス（著）、富山健（日本語版監修）：『はたらくロボット』、ほるぷ出版、二〇〇九年

(15) 鳥取大学医学部附属病院低侵襲外科センター（編）：『ロボット手術マニュアル da Vinci手術を始めるときに読む本』、メジカルビュー社、二〇一二年

(16) 市川冽、加島守、堀家京子：『福祉機器選び方・使い方 副読本 基本動作編』、一般財団法人保健福祉広報協会、二〇一三年

(17) 依田光正（他著）：『福祉工学』、理工図書、二〇一一年

(18) Bengt Engström（著）、高橋正樹、中村勝代、光野有次（訳）：『からだにやさしい車椅子のすすめ』、三輪書店、一九九四年

(19) 大川嗣雄、伊藤利之、田中理、飯島浩：『車いす』、医学書院、一九八七年

先端医療を支える工学

——生体医工学への誘い——

2014年5月16日　初版第1刷発行

検印省略	編　者	一般社団法人 日本生体医工学会
	発行者	株式会社　コロナ社 代表者　牛来真也
	印刷所	萩原印刷株式会社

112-0011　東京都文京区千石4-46-10

発行所　株式会社　コロナ社

CORONA PUBLISHING CO., LTD.

Tokyo　Japan

振替　00140-8-14844・電話（03）3941-3131（代）

ホームページ　http://www.coronasha.co.jp

ISBN 978-4-339-07709-4　（松岡）　（製本：愛千製本所）

Printed in Japan

新コロナシリーズ

発刊のことば

西欧の歴史の中では、科学の伝統と技術のそれとははっきり分かれていました。それが現在では科学技術とよんで少しの不自然さもなく受け入れられています。つまり科学と技術が互いにうまく連携しあって今日の社会・経済的繁栄を築いているといえましょう。テレビや新聞でも科学や新しい技術の紹介をとり上げる機会が増え、人々の関心も大いに高まっています。

反面、私たちの豊かな生活を目的とした技術の進歩が、そのあまりの速さと激しさゆえに、時としていささかの社会的ひずみを生んでいることも事実です。

これらの問題を解決し、真に豊かな生活を送るための素地は、複合技術の時代に対応した国民全般の幅広い自然科学的知識のレベル向上にあります。

以上の点をふまえ、本シリーズは、自然科学に興味をもたれる高校生なども含めた一般の人々を対象に自然科学および科学技術の分野で関心の高い問題をとりあげ、それをわかりやすく解説する目的で企画致しました。また、本シリーズは、これによって興味を起こさせると同時に、専門分野へのアプローチにもなるものです。

●投稿のお願い

「発刊のことば」の趣旨をご理解いただいた上で、皆様からの投稿を歓迎します。

パソコンが家庭にまで入り込む時代を考えれば、研究者や技術者、学生はむろんのこと、産業界の人も家庭の主婦も科学・技術に無関心ではいられません。

このシリーズ発刊の意義もそこにあり、したがって、テーマは広く自然科学に関するものとし、高校生レベルで十分理解できる内容とします。また、映像化時代に合わせて、イラストや写真を豊富に挿入し、できるだけ広い視野からテーマを掘り起こし、科学はむずかしい、という観念を読者から取り除き興味を引き出せればと思います。

●体　裁

判型・頁数：B六判　一五〇頁程度

字詰：縦書き　一頁　四四字×十六行

なお、詳細について、また投稿を希望される場合は前もって左記にご連絡下さるようお願い致します。

●お問い合せ

コロナ社　「新コロナシリーズ」担当

電話　(〇三)三九四一－三一三一